こころの未来選書

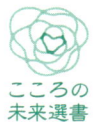

発達障害への心理療法的アプローチ

河合俊雄 編

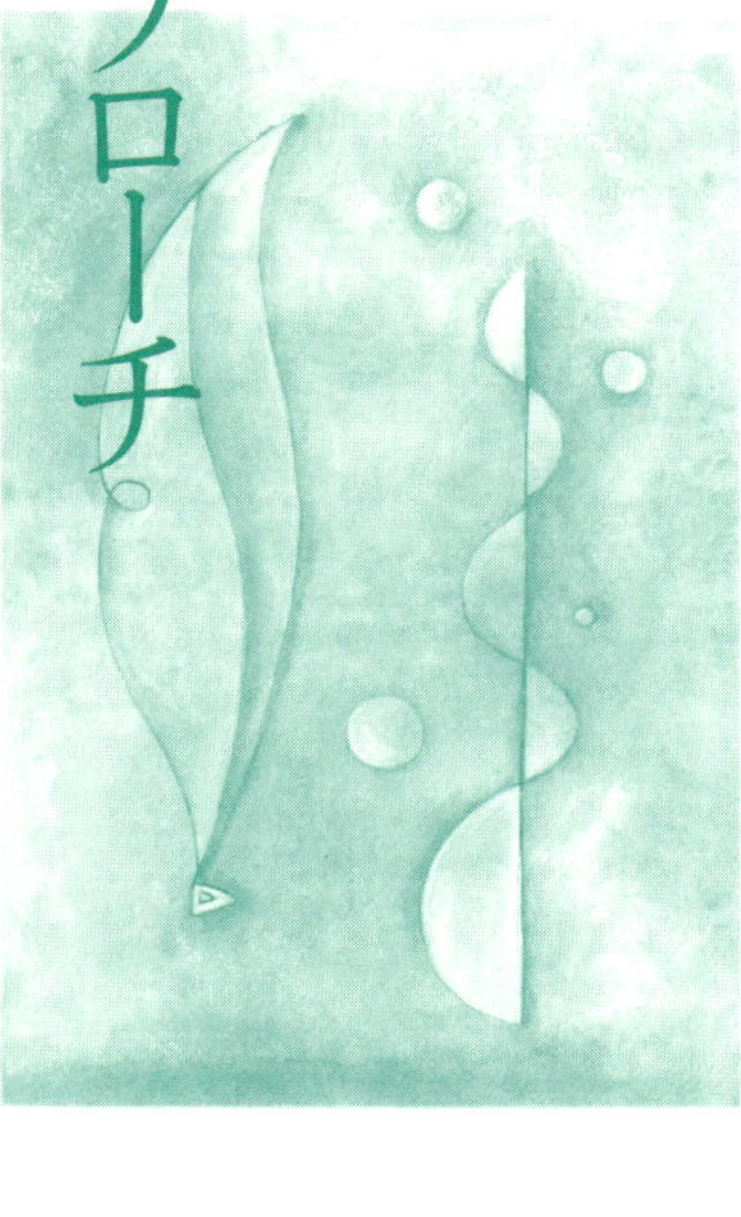

創元社

発達障害への心理療法的アプローチ　目次

第一部　発達障害の心理療法

第二部　発達障害と現代社会

第

一

部

発達障害の心理療法

第一章　はじめに——発達障害と心理療法

河合俊雄

一　発達障害の心理療法？

発達障害への心理療法的アプローチという本書のタイトルは奇異に感じられるかもしれない。というのも、発達障害に対するアプローチやサポートとして、心理療法というのが有力な方法であるという考え方はあまり一般的でなくなってきているからである。確かにまだ一九五〇年代や六〇年代には、当時は自閉症と呼ばれていた発達障害が幼い頃から顕著になることから、早期の母子関係に起因すると考えられて、それを改善し、回復するために精神分析的な立場からの心理療法がかなり試行されていた。ベッテルハイム（Bettelheim, B.）による仕事[1]などはその代表的なものであろう。しかし次第に認知科学的な見方が強まり、現在においては脳科学などの進歩もあって、発達障害を何らかの中枢神経系の問題であるとみなして、器質的な原因から考えるのが支配的である。またそれに従って、発達障害への対処の仕方も、療育や訓練によるものを中心とするように大勢は変わっていっている。今さら発達障害に心理療法などと言うと、近年の科学的研究を無視した、時代錯誤な印象すら与えるかもしれない。主な対応が療育と訓練に変わるにつれて、心理療法は、発達障害の子どもがいじめられたり、さまざまなトラブルに直面したりするなどの二次障害への対応に関わるというのが一般的な見解かもしれない。

しかし筆者の経験や、また関わっている京都大学心理教育相談室での事例や日本ユング心理学研究所でのグループ・スーパーヴィジョンにおいては、発達障害に対する心理療法が確かに成果をあげている場合が多く見受けられる。それはいわゆる二次障害への対応だけにとどまっておらず、発達障害のいわば中核的な部分に及んでいるように思われる。その一部は、東山紘久ほか編『遊戯療法と子どもの今』[2]と伊藤良子ほか編『「発達障害」と心理臨床』[3]にその成果が発表されている。

しかし個々の例としては興味深い治療例があっても、どこにエッセンスがあるのかはあまり明らかになっていなかったかもしれない。もちろん、すでに山中康裕[4]や伊藤良子[5]によるすぐれた理論や研究はあるけれども、それは近年における認知科学的な立場が支配的になる以前のことで、また両者共にいわゆる自閉症に主に焦点を当てていて、今日のように軽症の発達障害に着目される状況と少し異なっていると考えられる。さらにはそのような心理療法的なアプローチは、一般的な理解からすると残念ながらマイナーなままにとどまっていて、あまり知られていない。そこで本書の試みは、発達障害への心理療法的アプローチのエッセンスをつかみ、またそれを一般に伝えようというものである。

心理療法において、事例研究の重要さは今さら指摘するまでもないかもしれない。しかし一人の心理療法家が関われる事例というのは限られているので、どうしても個別の事例から普遍化することが難しくなる。それに対して本書は、さまざまな心理療法家による直接、間接によるチームでの研究である。多くの事例を共有することで、その中から普遍的で本質的なものを抽出することが可能になったと言えよう。

二　発達障害とは

発達障害とは、アメリカ精神医学会による精神障害に関する診断手引き、ＤＳＭ（Diagnostic and Statistical Manual of Mental Diseases）によってできていった呼び方である。ＤＳＭ-Ⅲ-Ｒ（一九八七）において、発達障害という診断名は、現在日本で一般的に使われている意味よりもはるかに広く、広汎性発達障害（pervasive developmental disorder）だけではなくて、知的障害や特定発達障害という項目のもとに、学習障害（Learning Disability: LD）も含んでいた。しかしＤＳＭ-Ⅳ（一九九四）では知的障害と区別されて、広汎性発達障害となっていて、発達障害という一般的な呼び名は、診断名としては消えてしまう。近年日本で用いられている発達障害という診断や呼び名は、主に広汎性発達障害を指していて、なおかつ軽度発達障害という名のもとに、ＡＤＨＤ（注意欠陥多動性障害）なども含めている場合が多いように思われる。

北米やヨーロッパでは、同じ症状に関しては、広汎性発達障害よりも、後でも説明する自閉症スペクトラムという言い方のほうが一般的かもしれない。また交流のあるアメリカやヨーロッパの精神科医や心理療法家との意見交換を通じてもわかったことであるが、発達障害という言葉の意味と広がりに、日本の場合とは違いが認められるようである。むしろ発達障害と言うと、器質的なものが非常にはっきりしている場合を指していることが多いようである。ましてや大人に対して発達障害という診断をつける発想もないように思われる。

ＤＳＭ-Ⅳにおける広汎性発達障害を見ると、⑴自閉性障害、⑵アスペルガー症候群、⑶レット症候群、⑷特定不能な広汎性発達障害となっている。⑶は非常に生物学的なベースがはっきりとしているものなので、(1)と(2)を主なものとすると、やはりこれは自閉症を中心に置いている概念であることがわかる。自閉症は、カナー(Kanner, L., 1943)[6]とアスペルガー(Asperger, H., 1944)[7]によって、ほぼ独立して提唱された。両者とも、ブロイラー(Bleuler, E.)が統合失調症を特徴づけるものとして用いた「自閉」という概念を中心に据えているように、人や外界との接触の欠如を自閉症の中核的特徴として強調している。しかし、カナーがエコラリア(反響言語)や人称反転を呈し、時にはまったく言語のない子どもを扱っていたのに対して、アスペルガーは「まるで大人のように話す」[8]とか「独創的な言語表現」などの特徴を挙げており、二人の概念にはかなりの違いがあるのではないかということもこれまで指摘されてきた。事実ＤＳＭ-Ⅳによれば、カナーの示したタイプは自閉性障害に、アスペルガーのものは文字通りにアスペルガー症候群にあたると考えられる。

アスペルガーがすでに、自閉的な子どもでは外界との接触が「はじめから欠如」していると述べて、接触を後から喪失するようになる統合失調症との違いを指摘していたが[9]、問題が早期幼児期に発現するので、早期母子関係の問題と考えられ、それを修復するために心理療法的なアプローチが用いられていた。ベッテルハイムなどのパイオニア的な仕事がなされたのがこの頃である。

しかしその後、ラター(Rutter, M.)の言語認知障害説などによって、器質障害、認知的問題と見る方向が強くなる。その後の認知科学、脳科学の発展で、中枢神経系の障害として考えるものが支配的になる。認知心理学の枠組みからは、いわゆる「心の理論」が自閉症の子どもにはないことがさまざまな実験で実証されたことは有名であろう[10]。「心の理論」とは、他者が自分とは異なる考えや信念、つまり心をもっているということを理解する機能で、それがさまざまな実験によって、自閉症の子どもに欠けていることが示された。自閉症、発達障害に関する画期的な仕事をしているウィング(Wing, L.)は、「自閉症の原因は身体的なものであって親の育て方とは何ら関係のないことが明らかにされた[11]」と言い切っている。

このように情緒的な問題であるよりは認知的な問題、育て方の問題よりも生得的な障害であるという見方が強まるにつれて、発達障害に対して、心理療法などによって治療をするという方向ではなくて、障害に対してどのように訓練・教育していくかというのが主な対処の仕方となっている。たとえば構造化された指導法を用いていくＴＥＡＣＣＨ（Treatment and Education of Autistic and related Communicational handicapped Children）などはその代表的なものであろう。

三　自閉症スペクトラム

先に述べたように、ＤＳＭ-Ⅳが自閉性障害とアスペルガー症候群を区別しているように、自閉症に関してはさまざまなサブタイプがあるという議論や、狭義の自閉症に限ろうとする見方が支配的であった。

それに対してウィングは、確かに自閉症にはさまざまなバリエーションがあるものの、それは同じ本質のさまざまな変化とみなすことができるのではないかと考え、「自閉症スペクトラム」という概念を提唱した[12]。つまり色が、紫外線から赤外線までのバリエーションをもちつつも、連続して変化していく一つのものと考えられるように、自閉症もさまざまな特徴をもちつつ、それは一つのあり方のバリエーションとして考えられるのではないかというわけである。

ウィングは、診断のために重要な三つの特徴として、(1)相互的社会性の障害、(2)コミュニケーションの障害、(3)想像力の障害を挙げていて、これは現在における自閉症スペクトラム、あるいは発達障害のスタンダードな理解や定義として浸透している。相互的社会性の障害としては、ウィングはそのあり方を、孤立群、受動群などのさまざまなタイプに分けたりもしているが、からだに触れられるのを嫌うこと、視線が合わないこと、要求や関心が一方的であること、などが挙げられる。コミュニケーションの障害としては、話し言葉の遅れと異常が見られ、また、話を聞く場合には文字通りの理解をしたりすることが指摘されている。想像力の障害としては、ごっこ遊びができないこと、テレビや本のもの真似がそっくりそのままで想像的に理解しているのではないこと、反復した常動的な動作をすること、などに現れてくる。

本書はこのウィングの考え方を引き継ぎつつ、そこにさらにもっと軽症を含めて考えていきたい。つまりADHDをはじめとする、いわゆる軽度発達障害もそれに含めようというのである。たとえば、「アスペルガー症候群がLD、ADHDを合併する」[13]と言われているように、アスペルガー症候群からいわゆる軽度発達障害にはかなりの連続性があるように思われるのである。

これについては、特に言語がないような、重症の自閉症の治療に関わっている人たちからの反論があるかもしれない。たとえば、ユング派の立場から自閉症の治療を行い、またタヴィストックでも経験を積んできたフランチェスコ・ビザーニ（Bisagni, F.）も、スペクトルの考え方を広げるのに反対である。[14]それどころか、アスペルガー症候群のような言語のあるタイプすら除外しようという見方である。あるいはTEACCHも、ADHDなどの軽度のものを対象にしようとしていない。

しかし後でも述べるように、心理療法のパラダイムということからすると、自閉症スペクトラムを広げて、軽度のものも含めて共通した特徴を考え、それへのアプローチを検討していったほうがよいように思われるのである。

四　発達障害の増加

発達障害は増えているという指摘は、多くの専門家によってなされている。[15] しかしそれは実際に増えているのであろうか。ウイルスや遺伝子などの、原因がはっきりと特定できる医学的な疾患を扱うのではなくて、精神医学的な診断や心理療法における見立てにおいては、セラピストの側の主観や、流行の概念による影響というのが避けられない。診断が増えているからといって、安易に増加を結論づけるのには、ある程度の留保が必要であろう。

そのような問題は考慮しつつも、少し疫学的な研究について紹介したい。これについては、海外ではラターによる、疫学調査のレビューがある。[16] それによると、一九六六年の調査では自閉症スペクトルの発症は、一〇、〇〇〇人に四人くらいという結果がある。ところが近年のさまざまな調査によると、一〇、〇〇〇人につき三〇人から六〇人で、飛躍的に増えていることがわかる。先に述べたような留保は必要であろうが、いちおう発達障害は疫学調査でも増えているようである。

日本で有名なのは、二〇〇二年に文部科学省の行った調査である。これは全国三七〇校の小・中学校の生徒四一、六九七人を対象にした調査である。[17] あらかじめ担任の教師に、注意欠陥多動性障害、学習障害、高機能自閉症の子どもの行動特性を列記した調査票を配り、自分の担当している児童生徒に、そのような行動特性が認められるかどうかをアンケート調査したのに基づいている。質問項目としては、たとえば「不注意」「多動性－衝動性」に関しては、「授業中や座っているべき時に席を離れてしまう」など一八項目、「対人関係やこだわり等」に関しては、「含みのある言葉や嫌みを言われても分からず、言葉通りに受けとめてしまうことがある」など二七項目が挙げられている。

先のラターによるレビューに比べて、この調査は明らかに軽度発達障害に焦点を当てているので、少し対象や基準が異なるかもしれない。それによると、学習障害が四・五パーセント、注意欠陥多動性障害が二・五パーセント、自閉性障害が〇・八パーセント認められ、何らかの発達障害が見られるのが、六・三パーセントであった。

これは驚くほど多い数字であるけれども、クラスに二〜三人の軽度発達障害の子ども、あるいは発達障害の傾向をもった子どもがいるというのは、おそらく多くのスクールカウンセラーの実感と一致していると思われ、あながち誇張された数字ではないように考えられる。

実際にスクールカウンセラーとして関わっている立場から、岩宮恵子は「学校現場で会う人たちのなかに、特に軽度発達障害の傾向ありとして見ることができる人が非常に多いことがわかってきた(18)」と指摘している。しかし心理療法で扱われる症状がどのように変化してきたか、また実際に発達障害が増えているかどうかについては、第六章で詳しく検討したい。

五　発達障害の特徴――主体の欠如

「自閉症スペクトラム」ということを提唱したウィングは、それの三つの特徴を挙げていて、多くの論文や研究書を見てもわかるように、専門家の間で同意を得ている。しかしそれもどの程度のものかがわからないと、特徴としては判然としないかもしれない。たとえば「コミュニケーションの障害」と言っても、どの程度のものを指すかが問題である。それは言語をほとんど理解したり話したりできないレベルのものから、意思疎通が難しいものまであるであろう。心理療法を受けに訪れてくる多くのクライエントがコミュニケーションの障害をもっているということになりかねない。

発達障害の一般的な特徴としては、「心の理論」がないという指摘や、実験結果がよく示されている。「心の理論」とは、他者が自分とは違うこころをもっているということで、それが認識できないというのである。これは確かに発達障害のある重要な局面を捉えているかもしれない。しかし本当にそれが本質的なものなのかは問い直す必要がある。たとえば人と物の区別がない、[19] あるいは人でなくて物に興味をもつという発達障害の特徴と、「心の理論」とどちらを本質とみなせばよいのであろうか。それに他者が自分とは違うこころをもつというのには、あまりにも多くのことが前提になっているように思われる。たとえば自分の存在、他者の存在、こころという存在など。幾何学の公理が可能な限り単純なものから出発するように、もう少し単純な前提を問題にしたほうがよいように思われるのである。さらには、「心の理論」の欠如ということが、治療的に有効なのかどうかという点に関しても、疑問がつくかもしれない。もっとも最近の研究では、発達障害であっても、「心の理論」の課題をクリアできる子どもたちがいたり、またクリアできるようになっていく子どもたちもいることが指摘されていて、これが絶対の基準であるという考え方ではなくなってきているようである。[20]

「心の理論」に関しては、他者のこころの理解が問題になった。それよりも発達障害の中核的な特徴として、むしろ自分の主体のなさを取り上げたほうがよいのではなかろうか。そもそも主体が成立していないから、他者の存在や他者のこころが理解できないのではなかろうか。そこで、発達障害の中核的な特徴を「主体のなさ」や「主体の欠如」(lack of subject) として見ることができるかどうかを検討してみたい。

カナーが、自閉症の子どもが自分のことを「私（I）」と言わずに「あなた（you）」と言うなどの、代名詞の転倒として指摘した事態は、主語を必ずしも明示しないという日本語の特殊性のために日本ではあまり見られないかもしれない。その代わりに、軽症を含めて発達障害の子どもは、自分のことを「私」や「ぼく」と言わず、自分の名前で「Aちゃん」と呼ぶことが多い。Aちゃんと呼ぶのは、相手に呼ばれるままの言葉で自分を呼んでいるとも考えられるし、またBちゃん、Cちゃん、他のさまざまなものと並んで自分が存在していることでもある。そこで「私」ということが言えるためには、A、B、Cと並んでいた具体的な存在とは別次元に立つ必要があり、「私」という視点を確立する必要がある。また「私」というのは、自分だけを指す言葉でありながら、Bちゃんも、Cちゃんも誰もが「私」と言える、実体のないものである。したがって「私」あるいは「ぼく」と言えるためには、Aちゃんという実体を否定する必要があり、それが主体の成立であると考えられる。

ヘーゲルの思想を自らの心理学に取り入れたユング派のギーゲリッヒ（Giegerich, W.）においては重要であるけれども、もともとのユング心理学においては、「主体」という概念はなく、これまでユング心理学のコンテクストでは、発達障害に関しては「自己」という概念が重視されてきた。ユングは意識の中心としての自我と、こころ全体としての中心を示す自己を区別している。たとえばユング派の中で真っ先に子どもの治療に関わったフォーダム（Fordham, M.）は、自閉症に関して、自己という概念から検討している。[21]また山中が、自閉症の子どもが特定の物を手放さないことに着目して、それを内的な自己と区別して「外なる自己」と呼んでいる。[22]つまり基盤となるような自己が問題になっているというのである。

「自己」という用語は、何かそういう実体がこころの中にあるかのような印象を与えてしまいがちである。それに対して主体は、「Aちゃん」という具体的なものから、「私」という存在しない次元への飛躍であるように、実体でない。また主体（subject）というのは、客体（object）との関係にあるように、常に他者との関係で成立する。それは自他の区別と関わっている。さらに、主体（subject）が英語をはじめ、さまざまなヨーロッパ言語で「主語」を意味して、「私」と言えることと関わっているように、主体は言語と密接な関係にある。主体の成立と言語の発生との関係を綿密に捉えたのはラカン（Lacan, J.）である。つまりいわゆる鏡像段階を経て、主体と言語が成立してくるのである。子どもは、鏡に映る姿が自分であることに気づいて、喜んだり、さまざまな表情をしたりして、そのことの確認を他者に求める。[23] ここには自己関係と自他関係の成立があり、また自分を同一視するだけではなくて、自分と自分、自分と他者の差異の成立が見られる。この差異の成立と、言語という差異の成立には関わりがある。すなわち、ソシュール（de Saussure, F.）の構造主義言語学が指摘したように、言語というのは実体ではなくて、常に差異であるし、また物そのものではないけれども、それとの関係をもっているという意味で、差異をもっている。この同一性と差異の関係が重要なのである。

発達障害においては、主体のなさが中心的な特徴ではなかろうか。主体がないから、極端な場合には、それと密接に関連する言語が成立してこない。主体なくして、他者との関係が成立しないのも当然の帰結であり、ましてや他者の気持ちを理解するなどは非常に困難なことになる。発達障害の人の生育史において、人見知りがなかったことが報告されることが多い。人見知りは、八ヵ月くらいのときに、母親以外の人の接近を嫌がったり、泣いたりする現象で、母親という特別な存在が、それ以外の人を排除する形で認識される事態に関わっているが、これも主体の成立と同時的であると考えられる。つまり主体の成立と言語の成立、さらには自他の区別や認識というのは同時的で、それが発達障害においては欠けているようなのである。

本書は、軽度を含めて広い意味での発達障害に共通する特徴を、主体のなさとして捉えていこうとしている。それぞれの章の著者によって、それは「「私」の不在」と言われたり、「自分のなさ」と言われたりするけれども、ほぼ同じ事態を意味していると受け取ってもらって間違いない。

六　主体の欠如から見た発達障害

発達障害の中核的な特徴として、主体のなさを取り上げたのは、そこからさまざまな特徴を捉えることができると考えられるからである。すでにカナーが最初に指摘したように、自閉的な子どもは、特定の物に非常にこだわったり、同一態の保持ということが言われるように、決まった同じ行動を執拗にくり返したりする。それはコーラの瓶を手放さなかった山中の事例のクライエントのようであったりする。[24] それは主体がないからこそ、何か決まった物や、何か決まった行動が主体の代わりをせざるをえないのである。もう少し軽症の発達障害において、ある種のこだわりや収集癖が見られる場合にも、その集められている「物」に主体があると思われる。外の決まった物や動きで定点を作り出すのである。だからそれらの物がなくなったり、決まった動きをやめさせられたりすると、自分の定点をなくすのでパニックを起こすことになる。あるいは伊藤が指摘している自閉症児における「見ること」も、辛うじて定点を保とうとする試みと考えられる。伊藤は、自閉症児が、何かを並べたのを「見る」ことによって、「混沌とした世界をなんとか把握しようとしている」と指摘している。[25]

逆に言うと、本来の主体は、自分の名前を主語にしていたのが、それを言わば捨てて「私」と言えるように、そのような目に見える定点を必要としなくなったり、それを否定したりするところに生じてくる。山中のクライエントも、セラピーを通じて安心感を得て、よくなってくるとコーラの瓶を手放せるようになる。その意味で主体は、不在、否定、隙間と関わっている。たとえば人見知りは、母親でないこと、母親がいないこと、さらに母親でない人を拒否することが大切である。主体があるから拒否できる、拒否できるから主体ができるという関係にある。さらにはメラニー・クライン（Klein, M.）の提唱した抑うつ態勢というのは、母親というのを喪失してしまうことで、母親という全体対象がこころの中にできることであるが、それによって主体ができると考えられる。ここにも喪失が関わっているのである。

その意味では、主体というのは中沢新一のトポロジー理論[26]で言うと、空洞のあるトーラス（図1）に対応する。中沢は、宗教や民俗学におけるマクロなこころを考えた場合に、一神教にしろ多神教にしろ、神という超越者が空洞になるトーラスの形と、精霊と交わり合って、内部と外部とが相互浸透しているようなクラインの壺（図2）のトポロジーを区別する。たとえば、死者を村の真ん中に埋葬し、死者と交流する世界観に生きていた縄文文化は、クラインの壺のトポロジーであると考えられる。そして社会的なレベルでは、国家の成立によってトーラス型ができたとされるが、心理学的にはこれは主体の成立にあたると考えられる。つまり空洞という中心ができることが、主体の成立であり、その不在となった周りにできてくるのが言語なのである。このモデルでいくと、発達障害の主体がなく、時には言語さえないあり方とは、トポロジー的にはクラインの壺やメビウスの帯に近いと考えられる。

クラインの壺のようなあり方は、発達障害における境界のなさに現れている。発達障害の子どもや人は、身体の境界が曖昧で、自分の排泄物や血などに興味をもつ。排泄物というのは、自分の身体の中にあったものが、外に出て分離されたものである。ところが境界のない発達障害の人は、それに異常なほどの興味を示したり、それで遊んだりする。それは「分離」ということ

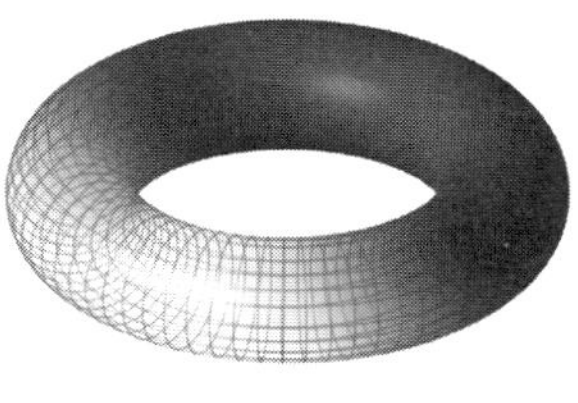
図1　トーラス

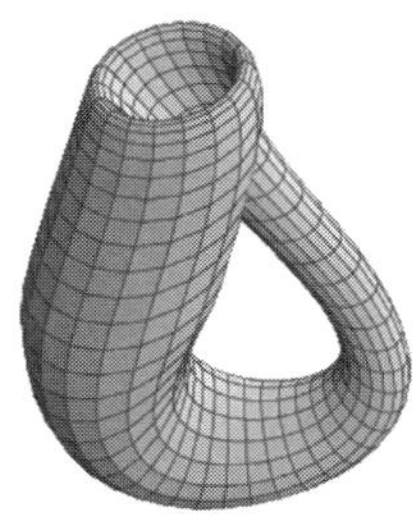
図2　クラインの壺

がわからないために、排泄物が自分から心理的な意味で分離されておらず、そもそも自分とか主体が成立していないために排泄物が自分と異なる、境界の外のものになってこないのである。まさに外部と内部が入り交じるのである。また母親との境界のなさも印象的で、たとえば思春期になっても男の子が平気で裸で母親の前に姿を現したり、共通のアイドルが好きだったり、また母親に対して性的なことなどを含めて、全然秘密をもっていなかったりする。境界のなさは、夢やイメージなどでも顕わになってくる。診断的には精神病が疑われていた、ある発達障害と思われる人は、宇宙の果てまで飛んでいくと、いつの間にか元の場所に戻っているという夢を見た。このように絶対的な境界や、異界性というのがないのが発達障害の人の世界で、まさにクラインの壺的なのである。第四章と第五章で取り上げられている、大人の発達障害の人の夢において、境界のなさが際立っているように思われる。子どもの描く絵では、グルグルの渦巻きの絵などで表現されることがある。[27] これも境界のなさを示していて、心理療法の進展とともに分離がなされていったりするのである。境界のなさは、大人の発達障害の場合には、ゲームなどを中止することができないなどというあり方に現れてくることもある。

母親との関係を指摘したように、境界のなさは対人関係に現れてくる。たとえば治療関係においても、一回一回のセッションを終わることがとても大変であったり、まったく一回も休まずに来たり、あるいは治療自体を集結させることができなかったりする。その意味で、一回ごとのセッションをきちんと終わることや、ときどき休みができてきて、いわば隙間が生じてくることは、治療上大切なのである。親しい人や重要な人が存在する場合も、その人との間に境界がなく、つながりを常に保とうとする。たとえば、恋人との電話が切れなかったり、常にネットやチャットでつながっていたりする。自他の境界のなさは、まったく自分がなくて、どこまでも相手に合わせていくか、逆にすべてが自分のことになってしまい、侵入的になってしまうようなあり方になって現れてくる。ぴったり体をくっつけていた先生の手をつかんで、自分のかゆいところをかこうとする子どもなどがその例である。

境界のなさは、喪失や死ということが本当の意味で実感されないということにも示されている。生と死を分かつものというのは、ある意味で最もはっきりとした境界である。決定的な失恋や死別など、本当の喪失が実感された場合には、治療的に大きな意味をもつけれども、発達障害の人においては、誰かが亡くなっても、その人との連続性が失われないことが多い。それはよく言うと精霊とつながっている世界であるけれども、近代世界を生きるクライエントにとっては、境界のなさとして問題になってくる。

ラカンが鏡像段階ということを提唱したように、主体がないとまったく言語が存在しない。それはまさに言語が否定と隙間（差異）によってできているからである。フロイト（Freud, S.）が「快楽原則の彼岸」(28)で、糸巻きを見えなくしたり、再び見えるようにしたりするたびに「おー」と「あー」という声をあげた子どもの、母親の喪失を象徴的に示した遊びから考察したように、言語は、不在や、否定によって成立してくる。子どもの初語は母親を指すことが多い。それは母親の不在ということが実感されることによって生まれると考えられるのである。重症の自閉性障害の場合には、言語がまったく、あるいはほとんど機能しない場合がある。

アスペルガー症候群をはじめ、より軽症の場合にはいちおう言語は扱えているようであっても、実は言語が機能していない。それはまず、象徴やメタファーが働かないことに現れてくる。発達障害の人は、字義通りの意味にこだわりがちである。何かが、字義通りとは違う意味をもつということがわからない。夢でさえ、現実のコピーのようであることが多く、象徴的な意味をもちえない。描画や箱庭をしても、象徴的なものは作れず、何かの模写をしたり、具体的な場面を思い出して作ったりすることが多い。象徴とかメタファーは、字義通りの意味とは違う意味を指し示すもので、そこにも字義通りの意味と象徴的な意味との差異性があるはずであるけれども、発達障害の世界においては、差異性が生まれてこないのである。

象徴やメタファーの欠如はいわゆるマニュアル的な思考につながってくると思われる。そして象徴やメタファーが機能していないことは、コンテクストが読めない、いわゆる空気が読めないことにも露呈してくる。発達障害の子どもや大人が、さまざまな誤解をしたり、トラブルを引き起こしたりするのは、象徴やメタファーが機能していないためであることが多い。

主体の特徴は、それが確立されるとぽつりと単独で存在するのではなく、自分を見るという自分と自分との間の自己関係が生じることで、それによって自分の内を見つめるという内面が生まれる。その結果、主体がないと自意識や内面がないことになる。発達障害の特徴として、自己関係的な感情がなく、神経症的な感情をもつことが難しい。たとえば罪悪感は自分が自分を責めるという典型的な自己関係的な感情であるけれども、それは発達障害の人には欠けている。彼らに特徴的なのは驚きである。これも何かの刺激を一度自分の中に取り入れ、それと向き合うという操作がなくて、中味が空っぽなために直接的に反応してしまうことが示されている。発達障害の人の特徴として、直接性というのも挙げられる。主体が自己関係や自己反省的に機能しないために、あることには直接に反応してしまう。一度自分の中に取り入れて反応するというのがなくて、そのまま反応するのである。理解しがたい暴力や性的な行動などが生まれることがあるのも、そのためであると考えられる。内省という機能が働いていないのである。

主体は内面性と同時に時間に関係している。直接でないからこそ、時間が生まれてくる。たとえば、今すぐ食べるのではなくて、少し食べるのをがまんすることによって、あるいは想像で補うことによって時間は生まれてくる。精神分析的に言うと、二次過程によって時間が生まれると言えよう。発達障害の人にとって時間的には、今ということしか存在しない。この場合にも境界のなさというのが現れてくる。時間というのは、きわめてイマジネーションに関わっている。未来を想像することによって、初めて待つことができるようになる。しかし発達障害の子どもや人は、基本的に現在しかなく、待つことができない。たとえば何駅か先の目的地を待つことができなかったり、自分の好きな教科の時間まで待つことができなかったりする。それは今すぐになされないといけないのである。

七　他の症状との区別

自閉性障害に入ってくるような重症の発達障害や小さい子どもは別にして、ある程度の年齢になると、ベースに発達障害があってもさまざまな症状を呈することが多い。そして、まさに主体がないゆえに、発達障害の人はさまざまな症状を身につけやすいし、また精神科医や心理療法家の態度や診断によって、相手に合わせたり、ある種のふりをしたりすることが増幅されかねない。衣笠隆幸が、もともとは発達障害であるのに、さまざまな仮の症状をまとっている「重ね着症候群[29]」ということを指摘しているゆえんである。

しかしそれらの症状には、「本物の」症状に比べて粘りと必然性のないのが特徴的である。たとえば、発達障害の子どもが物を収集したり、特定の動作をくり返したりすることからもわかるように、強迫症状のようなものが発達障害においても出現しやすく、そのような診断を受けることが多い。しかし通常の強迫性障害では強迫症状がなかなか取れないことが多いはずなのに、いつの間に消滅することがある。またいわゆる罪悪感や超自我葛藤などの、強迫性格のようなものも目立たないことが多いのである。それは強迫症状を呈していても、そのふりをしているだけで、そこに内的な意味や必然がないためである。同じように超自我葛藤が強いはずのうつについても、似たような特徴がある。発達障害の人が受動的でエネルギーが乏しいために、うつという診断を受けることがあるが、罪悪感や超自我葛藤は見られず、何かうつとも思えぬほど明るかったりするのである。

症状の粘りや持続性のなさは、強迫症状やうつ症状だけではなく、さまざまな症状に関して見られて、たとえば不登校なのに、何かのきっかけやアドヴァイスで学校に行けてしまうことがある。しかしそれは何らかの内面的な変化によるものではないので、また何かのきっかけで元に戻ってしまったりもする。クライエントの行動の変化と内的な変化の関係が読みにくい場合に、発達障害を疑ったほうがよい場合がある。

また症状の必然性のなさに関しては、たとえば恐怖症で、それが目に入らないと大丈夫などという場合がある。畑中千紘の挙げている雷恐怖の事例でも、耳をふさいで雷の音が聞こえないと問題がない[30]。たとえばネズミ恐怖でも、実際のネズミが怖いと言うよりも、出てくるのではないかという想像のほうが症状にとって大切なのに、想像という次元が存在しないと考えられるのである。

発達障害については、山中康裕の理論をはじめとして、自閉症の分裂病論がいくつかあることからもわかるように、統合失調症と間違えられることも多い。ロールシャッハなど、さまざまな心理テストによる研究でも、統合失調症との類似が指摘されている。しかも統合失調症と診断されると、発達障害の人は受動的に相手に合わせて素直に薬を服用するので、その状態にとどまってしまっている場合もある。さまざまな奇妙な症状や行動を呈するので、統合失調症と区別しにくいようにも思われる。しかしアスペルガー[31]がすでに、統合失調症において失われる外界との接触が、自閉症においては最初から欠如しているとしたように、大きな違いがある。統合失調症においては、多くの目がある絵がよく描かれたりすることからもわかるように、「見られている」という体験や、「語りかけられる」幻聴体験のように、圧倒的な他者が迫ってくるところが印象的である。これは主体が一度確立されているからこそ、圧倒されるような他者に脅かされることが可能であると考えられる。主体は危ういけれども、脅かされるべき主体が存在したり、存在していたことがあったりするのである。その意味では、たとえ相対的に脆弱であるとはいえ、主体が存在している。それに対して、発達障害においては、そもそも主体が存在していないので、他者がない。また他者とも関係しているが、超越がないのも特徴的である。これを越すと狂気の世界である、死の世界であるというものがない。先に挙げた、宇宙の果てまで飛んでいくと元の場所に戻るという夢がそれを示していて、それを第四章における統合失調症的な人の「二度と元の世界には戻れなかった」という超越のある夢や妄想と比較してみると、その違いが明らかである。

発達障害の人は対人関係がうまくもてないので、ひどい対人トラブルを起こしやすく、こじれてしまって人格障害とみなされることも多い。さまざまな対人トラブルによって、境界性人格障害と診断されていた人も多いと推察される。また直接性や、待つことができないなども、境界例の人の特徴と重なってくる。しかし同じようにトラブルを起こしていても、境界例の人などとは異なって、根にもつことが少なく、きちんと説明されると簡単に解決する場合が多い。ここにも、こだわりが強いようでも、本当にこだわれるのではない、粘りのなさが露呈してきていると考えられる。

最近、発達障害という診断が増えているのは、それが単に増加しているだけではなくて、これまではさまざまな他の診断をつけられていて、多くの心理療法家に、発達障害という診断カテゴリーが浸透してきたということが考えられる。ベテランのセラピストも、発達障害という視点をもって見ると、過去に関わった多くのクライエントに、発達障害と思われる人がいた場合があると思われる。

八　心理療法と主体性

心理療法は主体を前提とし、またそれを尊重している。まず、医療とは異なって、問題や症状をもつ人に必ずしも焦点を当てるのではなくて、問題を感じて、主体的に相談室や心理療法家のもとを訪れてくる人がクライエントであり、心理療法の対象となる。だから子どもの不登校のことで親が心理療法に通ってくるなどということがあり、たとえ子どもが通ってこなくても、心理療法として成立し、成果がもたらされる。

さらに実際の心理療法においても、セラピストのほうが解決やアドヴァイスを提供するのではなくて、時間と場所を決めて会っていくことによって、クライエントが主体的に問題と向き合い、自分で解決を探していく場を提供することが心理療法の中心になる。クライエントとしては周りの人に変わってほしいと思い、そのように誰かが働きかけてくれないかと望み、またさらにはセラピストに助けてほしいと願うけれども、実のところは、いかに自分が主体的に取り組んで、変わっていくかが大切になる。

このような心理療法における主体性ということを一番よく現しているのが、精神分析による治療構造であると思われる。精神分析では、セラピストはなるべく介入せずに、クライエントが自分で自由に連想を展開していくことが中心になる。またアックスライン（Axline, V.）の原則によるプレイセラピーも、子どもの自由に遊ぶ力に依存している。よく言われるような、セラピストが何もしないことによってクライエントが治っていったり、変化していったりするというのは、実はクライエントの主体性に働きかけ、主体性が動き出すのを待っているのである。

主体というのは、心理療法にとって非常に逆説的なものである。つまり主体によって心理療法が可能となるとも、主体によってさまざまな症状が生じてくるとも言えるからである。(32) 心理療法が自己省察であるように、主体というのはすでに述べたように、自分と自分との関係、自己関係である。鏡像段階というのがこれをよく表している。しかし自分で自分を見ると、等身大の自分を見ることは不可能で、必然的にずれが生じてくる。自分で自分を必要以上に低く見るから劣等感が生じる。あるいは逆に高く見ると、自我肥大や、自己愛が引き出される。自分で自分を極端に責めるから罪悪感が生じてくる。さらには自分で自分を大事に思うから、自分がなくなるのでは、襲われるのではと不安が生じてくる。神経症と呼ばれる心理療法の対象となる症状は、自己関係や、いわゆる自意識のために生じてくる病理であることがわかる。それを心理療法はまた自己関係によって解決しようとするのである。

しかし発達障害の特徴が「主体のなさ」であるとすると、「主体」ということに立脚しているこれまでの心理療法の基本が通用しないことになる。主体がない発達障害の心理療法はどのようになるのであろうか。それは心理療法の定義と矛盾する、不可能な事態なのであろうか。

九　発達障害の心理療法の難しさ

発達障害における心理療法に対して、これまでに否定的な見解が述べられることが多かったのは、従来の心理療法がいわゆる主体を前提としており、まさに主体のなさが特徴的な発達障害にとって、その前提が欠けていることによるのがわかるであろう。

だから、たとえば発達障害の子どもの心理療法においても、アックスラインの原則に基づくようなオーソドックスな方法が通用しない。子どもに主体があってこそ、時間と空間を与えられた子どもが何かを展開でき、またそこに象徴的な意味や物語が生じてくるのに対して、まさに主体性が欠けていると、そのようなことは期待できないからである。遊んでいる内容から、何の象徴性も物語性も生まれてこない。たとえば毎回ミニカーを並べたり、積み木を並べたりする遊びに、象徴的な意味や物語性はない。

発達障害の子どもや大人は、よくセラピストの個人的なことを尋ねてくる。どこに住んでいるのか、どう思うのか、などである。それに対して、心理療法の原則というのは、答えを与えるのではなくて、クライエントの主体に問いを返すことである。たとえば、「どうして私がどこに住んでいるとか尋ねたのかな?」などのようにである。そうするとクライエントは、相手に答えを求めるのでなくて、自分に戻ってくることになる。これはあくまでクライエントの主体性を前提にしたやりとりであって、主体性を引き受けるのが苦しいゆえに、それから逃れようとする抵抗を、押し戻そうという治療的な戦略である。しかしクライエントにそもそも主体性がないと、たとえ相手の主体性に押し戻し、主体性に期待しようとしても何も生まれてこないのである。

しかしだからと言って、発達障害には心理療法が通用しないと考えるのは早計で、それはこれまでの心理療法の理解が狭すぎるためであると考えられる。これまでのような主体を前提にした心理療法ではむずかしいのはもちろんであるけれども、それとは異なる心理療法が考えられないであろうか。たとえば大人を対象とすることから始まった心理療法が子どもに直面したとき、あるいは神経症水準を対象とすることから始まった心理療法が境界例や精神病に関わるようになったときに、さまざまな技法上の改変がなされたように、主体のない発達障害についても同じようなことが可能なのではなかろうか。

それではどのような心理療法が必要なのであろうか。それがまさに主体を作り出す心理療法であると思われる。それはどのようにして可能になるのかを、子どもの場合、大人の場合に分けて、次章から論じていきたい。さらには、近年に急速に発達障害のことが取り上げられているように、発達障害というのが現代における一般的なあり方や意識の変化や、さらには心理療法自体の変化ということに関係しているかもしれない。それを第二部の「発達障害と現代社会」で、いくつかの視点から扱っていきたい。

第二章　子どもの発達障害への心理療法的アプローチ
——結合と分離

河合俊雄

一　主体と境界

前章で、広い意味での発達障害は、「主体のなさ」で特徴づけられるという仮説を提唱した。通常の心理療法が通用しなかったり、適用外と考えられていたりするのは、心理療法で前提とされる「主体」が、発達障害において機能していないことが関係しているようなのである。

そうすると、子どもの発達障害への心理療法的アプローチが可能ならば、それは主体の存在を前提としたものではなくて、主体が立ち上がってくるような心理療法であると考えられる。アックスラインによるプレイセラピーというのは、子どもが主体的に何かを作っていくのをセラピストが待つという姿勢に基づいているが、それでは発達障害の心理療法はうまくいきそうにない。その意味で精神分析の枠組みから発達障害の心理療法を行っているアルヴァレズ[1]（Alvarez, A.）の言うように、説明的解釈ではなくて、積極的なアプローチが必要となってくるわけである。伊藤[2]が指摘しているように、ベッテルハイムのアプローチが誤解を招いたのも、主体を作り出す局面と、象徴が成立してからのことを区別していなかったことによる。またユング派の心理療法からしても、子どもが箱庭を作ったり、プレイセラピーで象徴的な遊びをしたりすることのイメージの展開を物語的に追っていくような心理療法が通用しない。それは主体のなさに伴って、言語はもちろんのこと、象徴の次元が成立していないことによるのである。ただミニカーを並べたり、砂を撒いたりして遊んでいることの象徴的な意味や、それの物語的な展開を問題にしても、ほとんど有効ではない。

主体のなさと関連して、前章で発達障害における「境界のなさ」についてふれた。特に自閉症に関する初期の頃の心理療法家の報告では、母親との関係の薄さが強調されていた。自閉症という言葉自体が、子どもの孤立して閉じこもっているあり方を中心的に捉えている。しかしすでに指摘したように、発達障害において、クライエントが母親と密着している場合も多い。そうすると、発達障害の子どもは、母親に密着しているとも、関係がなく孤立しているともみなすことができる。この矛盾をどう考えるか、あるいはそれをどう解決していくかが主体のなさを問題にする心理療法において大切であると思われる。

二　結合と分離の結合

発達障害の心理療法、ことに自閉症スペクトラムの中でもやや重症と思われる事例において、三、四歳の子どもが初回から何の問題もなく母親から離れて、別に関係がついているわけでもない初対面のセラピストに伴われてプレイルームにさっさと入っていくという様子がよく見受けられる。これも人見知りがないことに関連する事象であると言えよう。つまり、母親と関係がついていないので、母親と別れることや、全然知らないセラピストと二人きりになることに何の抵抗もないのである。ところが何回かのセッションを通じて、子どもに変化が生まれてくると、セッションのはじめに母親と別れることをしぶったり、セラピストについていってプレイルームに入ることを拒んだりして、時にはひどいパニックに陥ったりするようになる。逆説的ではあるけれども、プレイセラピーをしている間に母親の「不在」を体験することによって、母親の「存在」というものが初めてクライエントにとって感じられ、関係が生じてくるのである。このように関係というものが不在や分離によって生まれてくるのが興味深い。

　またもう少し軽症の発達障害、あるいは軽症でなくても、ある時期や状態にいる発達障害の子どもにおいては、子どもが初回から母親との分離を嫌がり、パニックに陥ることがある。そのパニックは、たいていの子どもの母子分離に対する不安とは次元の違うような大きさなのである。このような場合に、パニックに圧倒されて母子分離をさせずに、母子一緒にプレイルームに入っていたりすると、いつまでも進展が見られないことが多い。むしろ、たとえ薄情で非人間的に思えても、強引に母親から分離させたほうが、逆に母親とのつながりがはっきりとしてくることが一般的には多いのである。このように関係というのは非常に逆説的であるし、また逆説的に成立してくると言えよう。つまり分離や不在という否定的な契機なしに関係は成立しないようなのである。

　このような関係の逆説的で弁証法的な本質を捉えているのが、ユングによる「結合と分離の結合」という概念であろう。アニマとアニムスという概念を作り出したことからもわかるように、「結合」というテーマはユング心理学の中心的な課題である。ユングの前期においては、『自我と無意識の関係』[3]という代表作に典型的に示されているように、むしろ自我と無意識の関係が問題にされるけれども、後期においては、錬金術との関連で結合のテーマが追及される。晩年の大著『結合の神秘』[4]の副題が「錬金術における心的な対立の分離と結合についての研究」であることからわかるように、ユングは単純な結合を問題にしているのではないとギーゲリッヒは指摘する。[5] つまりこの副題が「対立物の結合」であれば、対立するものが次第に結合されていくだけであり、たとえば男性性が女性性につながっていくこと、確立された意識が無意識とつながっていくことが目標であると考えられる。けれども、「対立するものの分離と結合」となっていて、単純に対立するものが結合するのではなくて、そこに分離という契機が入っている。[6]

これは超越との関係や死との関係を例にとってもわかるかもしれないけれども、それと単純に結びつくことができるものではなく、むしろ結びつくことがある意味で不可能であることによる。たとえば神との合一とか、真の自己との合一などということを考えてみても、それは神秘主義などで目指される理想かもしれない。けれども、そのような合一はほとんど不可能なものなので、常に分離や不可能性が入っている。考えてみると、宗教というのは、この不可能な超越との関係をめぐっての出来事なのである。だからこそユング心理学において「結合と分離の結合」という弁証法的な概念が有効なのである。

これは死や神ということが問題になるように、いわゆる人生の後半において重要なこととして理解されてきた。つまりユングは、人生の前半において、無意識から解放されて自立した意識が、人生の後半において、再び無意識につながっていって全体性を取り戻すとみなしていた。しかし先に母親の「不在」や、母親との「分離」によって関係ができることを示唆したように、子どもについても、また発達障害の心理療法においても「結合と分離の結合」という見方が有効であると思われる。それによって主体が立ち現れてくると考えられるのである。また発達障害の子どもが、母親とまったく関係をもてていないようにも、完全に密着しているようにも見え、矛盾した姿を呈しているというのは、まさにこの「結合」と「分離」の関係がうまくいっていないと考えられるのである。つまり子どもは母親とまったく結合していたり、まったく分離していたりして、その結合と分離の関係に問題があるのである。

三　「結合と分離の結合」と発達障害

次節からは、実際の心理療法の例に基づきつつ、この「結合と分離の結合」によってどのように主体が立ち現れてくるかを検討したい。しかし心理療法の始まり方が、重症の発達障害の場合と軽症の場合において異なることを指摘したように、言語をほとんどもっていないような重症の場合と軽症の場合とを区別して検討をしたほうがよいように思われる。先取りして述べておくと、重症の場合が、バラバラの世界の中にまず融合を作り出す必要があるのに対して、軽症の場合にはある程度融合は成立しているのを前提として、そこからの分離が大きなポイントになっていくように思われる。

さらに、この「結合と分離の結合」が、どのようなところで生じるかで異なってくる。先に挙げた心理療法の始まりにおいて、母子分離が簡単かどうか、あるいは母子分離ができるかどうかが問題になるという事態は、主に母親との関係で結合と分離が生じていることを示している。同じようにして、これがセラピストとの治療関係において生じてくることが多い。さらにはそれが、母親との関係を巻き込んで展開していくこともある。

これに対して、母子関係や治療関係を通してではなくて、子どものプレイセラピーにおける表現や遊びにおいて、「結合と分離の結合」が生じて、それが主体の確立につながっていく場合もある。もちろんその際、表現や遊びと言っても、象徴性の次元で解釈できるものではなく、むしろイメージの形式や構造に関わるものであるが。(7) そこで、「結合と分離の結合」による主体の確立が、関係によってできる場合と、子どもの遊びによってできる場合に分けて検討したい。そしてそのような主体の確立が、言語の成立と密接に関係していることも事例からわかると思われる。

先に重症例について、まず「融合」があって「分離」があると述べたが、そうするとこれは順を追ってなされていくプロセス的なものと考えられるかもしれない。しかしユングの「結合と分離の結合」とは、実は継時的なものではなく、結合というものを極端にまで進めるとその反対である分離が出てきたり、あるいは逆に分離を極端なところまで進めると結合に至ったりするような、弁証法的なもの[8]である。そして真に弁証法的な動きによって初めて主体が生じてくると思われる。それを見せてくれていると考えられる自験例を最後に検討したい。

四　重症の発達障害——治療関係を通して

まず重症のもので、治療関係での結合と分離を通じて主体の形成が行われたと考えられる事例を取り上げてみたい。ここでの重症ということの基準は、ほとんど言語がなかったり、それゆえにコミュニケーションが取れなかったりするもので、カナー型の自閉症や、ＤＳＭ‐Ⅳの広汎性発達障害では自閉性障害のカテゴリーに入ってくるものである。

橋本尚子による「自閉性障害の三歳男児とのプレイセラピー」[9]は、一歳ではワンワンなどの言葉がいちおうあったけれども、一歳半過ぎから消えていき、その意味では言語のない自閉性障害のカテゴリーに入ってくると思われる、かなり重症の男児の事例を扱っている。来談時には、動きが激しくて何をするかわからない、二階から物を投げる、裸のまま外に飛び出すなど、行動も激しいクライエントである。初回のプレイセラピーではほとんどやりとりにならなかった。そもそもクライエントがプレイルームへの入室を嫌がるので、セラピストは無理矢理抱っこして入室する。言葉は皆無で、野生児のようであったと報告されている。

このように言葉がなく、かなり重症の発達障害であるが、初回にセラピストが無理矢理にでもクライエントを抱きかかえて、プレイルームに入室したところが治療上の大きなポイントであると思われる。つまりこれによって、クライエントとセラピストとの間の結合や融合がもたらされたのである。これも入室を嫌がるどのクライエントについても正しい対応ではなくて、たとえばもっと難しい子どもなら、強引に近づいたり、入室させようとしたりすると、本当のパニックを起こしてしまったかもしれない。そのあたりのセラピストの見立てが非常に大切になる。ともかく、子どもの自主性や主体性を尊重してじっと待っていては何も起こらなかったはずで、そのような意味でのセラピストの関与や主体性が求められるのである。またセラピストに抱きかかえられ、同じ部屋に入るという融合が、視点を変えると母親からの分離にもなっているところが興味深い。これは後のターニングポイントの伏線をなしているのである。

第二回目において、クライエントはセラピストに抱っこされたままで、鏡に映る自分とセラピストをうれしそうに見ているが、突然激しく泣き出し、ほとんどパニックになる。これは大きな進展であると同時に、クライエントからすると、自分の自閉的世界を脅かされる体験であったと思われる。クライエントは、セラピストと融合しつつ、融合した姿を鏡に見ることで、すでに自分で自分を見るという分離の契機が始まっていて、主体の確立が志向されている。多くの子どもにとっては不思議さや喜びの体験になることが、まさにクライエントにとっては脅威であったのである。またクライエント単独では鏡像を発見しえなかったと思え、それにはセラピストに抱っこされるという結合や融合が必要で、ここには結合と分離との間の弁証法的な関係がすでに認められる。

第一一回以降、クライエントはセラピストをじっと見たり、反応を待ったりすることが増え、セラピストの反応がクライエントに入ったり、クライエントからの要求も増えはじめる。それに伴い発声が非常に増えていく。第一八回以降は、セラピストと同じことをしようと、じっとセラピストを見ることが増える。第三三回では水鉄砲でセラピストを撃ち、倒れるのを喜び、またセラピストが来るのをプレイルームの前で待つようになる。セラピストは自分の存在がクライエントに認められていると感じ、成長がうれしく思えた。

このあたりは、セラピストがいわばクライエントにとっての鏡像になっていると思われる。伊藤は、自閉症児が見るということで辛うじて主体を保っていたのが、鏡像的な関係を通じて、自己を発見していくプロセスを強調している(10)。この心理療法においても、セラピストを鏡像とすることで次第に主体が確立されていき、それがさらに、「自分の存在がクライエントに認められている」とセラピストが感じるように、他者としてセラピストが認識されるようになってきて、二人の間に相互関係が生まれつつあることがわかる。

また注目すべき遊びとして、第三一回に、一つひとつの器にじょうろで丁寧に水を入れていく。そしておもちゃのピアノを出して、順番に一つずつ上から音を出していく。ここでは主に治療関係のほうから、結合と分離の展開を見ているが、遊びの内容からも、分離が進んでいるのがわかる。言葉は分節であるが、それが一つひとつの器や、一つひとつの音を区別し、分離するという形で進んでいる。単調にくり返される音が、音程として分節されていくことは、ビザーニ(11)(Bisagni, F.)による重症の発達障害児のセラピーにおいても、重要な分離の契機として認められる。

このように順調に進んでいるように思われた心理療法であるのに、第三八回において、衝撃的なことが起きる。クライエントは母親について親面接室に入り、中から鍵をかけて自分のセラピストを閉め出してしまい、セラピストは一人で時間まで外で待つことになる。クライエントはドアのところで、セラピストが来るのではないかと鍵のそばで様子をうかがっていたという。

これは、セラピストには非常にショッキングなことで、治療の危機のように思えたかもしれない。まさに関係や主体の確立は漸進的に進むのではなくて逆説的であるので、時にはせっかくの転回点が否定的に受け取られて、治療的なチャンスを逸してしまっている場合も多いと思われる。特に分離の契機は誤解されやすい。この出来事は失敗や、セラピストとの関係が失われるという逆戻りではなくて、実はセラピストを閉め出すことを通じて、自他の分離ができ、主体の確立につながったと言えよう。クライエントがドアという境界に興味を示し、またドアを閉めるだけでなくて、鍵をかけることでしっかりと分離をしたのは印象的である。さらにこの事例に特徴的なこととして、母親との関係とセラピストとの関係が交錯し合っている。つまり初回においては、母親からの分離によってセラピストとの融合がもたらされ、第三八回では母親との融合によってセラピストとの分離がもたらされる。その意味でもこれは「結合と分離の結合」であるとも言えるのである。

第三八回以降の遊びで、クライエントはシルバニア・ファミリーの家で遊ぶようになり、窓やドアの開閉をおもしろがる。赤ちゃんをベッドに寝かせたりする。また「ころころ」「ボール」など意味のある言葉が出はじめる。さらには第四四回では、おままごとで「入れるー」「できたー」など、はっきり聞き取れる言葉も混ざりはじめるようになる。

第三八回の出来事は、危機的な印象を与えたけれども、その後の展開を見ると、心理療法がうまく進んでいることがわかる。つまりセラピストとの分離によって主体ができることで、境界ができ、境界によって外から区切られた家の内部に関心を向けるように、主体の「内面」ができてきたことがわかる。内面ができるというのは、中身ができるということであって、それが赤ちゃんや、意味のある言葉として現れてきていると思われる。それは何かの真似をするのとまったく質の異なる言葉である。

このように、この事例では、言語がほとんどないレベルでの自閉性障害と診断できる発達障害のクライエントに対して、心理療法的なアプローチが有効に働いていることがわかる。しかしそれは、これまでの心理療法のような、クライエントの主体的な動きを単に待っているだけでは展開しない。初回にセラピストがクライエントを抱っこして強引に入室したような働きかけが必要となる。また主体や自他の分離が、まず融合を作り出すことによって始まり、それからさらにもたらされる分離によって生じてくることがわかる。それは結合や融合が最初にあって、分離が続くように見えるが、セラピストとの結合が母親との分離であったり、セラピストとの分離が母親との結合であったり、弁証法的なものとも捉えられるのである。

これもかなり重い事例であると思われるが、まだ最初のセラピストの接近を受け入れたところなど、最も重症なものではないとも言えるし、またその隙を逃さなかったセラピストの機転が治療的には決定的であったのだろう。

五　重症の発達障害——表現を通して

前節で、自閉性障害に分類されるであろう重症の発達障害の事例において、「結合と分離の結合」によって主体が、主にセラピストとの関係を通じて成立してくるのを考察した。この節では、同じような重症の発達障害に対して、主にクライエントの遊びや表現において、「結合と分離の結合」が生じて、主体の成立に至る事例を検討したい。もちろん前節の例においても、たとえばピアノで順番に一つずつ上から音を出す遊びのことを取り上げたように、クライエントの表現も大きな要因であったが、逆に今から取り上げる事例においても、プレイセラピーでの表現だけでなくて、治療関係も大きな要因となっている。

片山知子の論文「プレイセラピーにおける混沌と言葉」(12)は、言葉による会話がほとんどできない五歳の女児のセラピーを扱っている。初回で、セラピストはクライエントのどんよりとくもった面持ちに驚きを禁じえない。クライエントが部屋の中を見て回るだけで、セラピストは「何も（治療が）始まっていない」という印象を受ける。

ところが第二回目で、クライエントは印象的な遊びをする。クライエントは絵の具をおもちゃの炊飯器の中にチューブが空になるまで絞り出し、ほとんど一箱の絵の具を全部絞り出す。そして後からそれを、水道ですべてきれいに洗い流す。

セラピストは、この遊びと、クライエントの切れ目のない音のような言葉に、混沌を連想している。つまり第一回目の何もなかったところから、ここで混沌が成立した、融合が成立したと思われ、ここから治療が始まるのである。すべての絵の具を空になるまでおもちゃの炊飯器に絞り出すことは、まさに融合した世界、すべてが一緒になっている世界を示している。そしてこれは単なる無秩序と混乱ではなくて、治療において必要な融合状態であったのである。ここに分離の契機はほぼ存在しないと思われる。

多くの重症の発達障害の子どもは、ミニカーを並べたり、積み木を並べたり、規則的で機械的な遊びをする。そこには固い秩序があって、壊れてバラバラになりそうな世界を守っているような印象がある。それが一度崩壊して混沌になり、融合が成立することは、治療上非常に大きなステップであるように思われる。

第六回でクライエントは、落ちていた歯ブラシでセラピストに歯を磨かせ、その歯ブラシを奪うと、「こう？こう？」と尋ねるように、自分で磨いてみせる。その後自分が口をゆすいだ水を、一つの容器に吐き出し、歯ブラシでかき回した後に、二つの器に分けてから、両手に棒を持ち、同時にかき回してからプレイを終了する。

このセッションでは、治療関係と遊びの表現の両面で、劇的な結合と分離が示されているように思われる。まずクライエントは、セラピストに歯磨きをさせてから、自分が行っている。これも鏡映的な遊びで、まずはセラピストが鏡の像となって行うことで、クライエント自身もできるようになる。さらには、歯ブラシを共有して、歯磨きという同じことをすることによって、二人の融合した状態を作り出している。しかしここに、鏡映という形ではあれ、分離の契機もあることは注目すべきである。自分が口をゆすいだ水を一つの器に吐き出すところは、融合した状態を示している。それは一つの器に集まっているというだけでなくて、そこには先に歯磨きしたセラピストの唾液も含まれているはずである。ところがクライエントは二つの容器に分ける。ここにはまた分離の契機が認められる。さらに両手に棒を持って同時にかき回すのは、分離しているようでまったく同じ状態であるという鏡映的な要素が認められ、その意味では結びついたままである。このようにここでは分離と結合の動きが同時に複雑に生じていることがわかる。

第八回でクライエントは、プレイルームのすべての器を使って、そこに水を入れる。セラピストに水を汲ませて、水がいっぱいでないと怒るが、こぼれたときに、「ぞうきんちょうだい」と言う。それは今までの発音とは明らかに違う、はっきりとした発音であった。セラピストは何かが切れた、と感じ、その後の詳しい展開は省略するが、語彙は急に増えていき、コミュニケーション能力も格段に進歩していく。

第二回目のすべての絵の具を一つの容器に絞り出した遊びが混沌と融合を表しているのに比べて、個々の容器に水を分けていったこの遊びが分離を示しているのは明らかであると思われる。前節の事例における、第三一回目に、一つひとつの器にじょうろで丁寧に水を入れたり、おもちゃのピアノを順番に一つずつ上から音を出したりするのも、これに類似している遊びと考えられる。あるいは大久保もえ子によるプレイセラピーでは、グルグルの渦巻きがだんだんと引き延ばされ、それがアルファベットになっていくのも同じような融合から分離に至る動きであろう。(13)このように融合を経て分離がもたらされることによって主体が成立し、言語が生まれてくると考えられる。一つの容器にすべての色の絵の具が絞り出されているのは、まさにすべての音がつながっている状態にある。それに対して、個々の器に水が入れられることは、まるで個々の音や言葉が分離され、区別されて差異が生まれるようである。そのときに初めて、はっきりと分節された言葉がクライエントによって語られたのは非常に興味深いし、また結合と分離による主体の誕生と言語の成立が同時的であることを示している。このクライエントは、言葉がほとんどなく、かなり重症と思われるけれども、セラピストとの関係のみでなく、遊びの表現によって著しい進歩を遂げている。ただしその表現も、意味内容という次元でわかるものではなくて、融合、結合、分離など、イメージの形式や動きに関わるところが問題なのが大切だと思われる。この論文において、一枚の絵や写真も掲載されていないのが興味深い。つまりこれは、そのイメージの内容を問題にできるものではないからなのである。

六　軽症の発達障害――治療関係を通して

次に、軽症の発達障害が、主に治療関係を通して主体をはっきりとさせていくところを検討してみたい。取り上げるのは、藤巻るりの論文「混沌と言葉の発生――三歳男児のプレイセラピーから」(14)である。これは言葉の遅れと自閉症的な傾向を問題として相談に連れてこられた三歳の男の子である。この子は、一歳〇ヵ月でしゃべりはじめ、一歳半にはポツポツと単語を言ったり指差しをしたりしていたが、二歳頃に両方とも一時消えてしまう。ほとんど濁音のつながりのような「ゴチョゴチョ語」を話している。保育園からの報告では、人への関心が薄いけれども、視線は合い、はじめは母親と離れることに抵抗して泣いていたという。このことから、母親などともある程度の関係はあって、軽症であるとみなすことができる。

第一回目のときに、クライエントはセラピストのことは視界に入っているようだが、特に気にとめる様子もなく、「グチュグチュゴチョゴチョ……」としゃべりながら一人でミニカーで遊びはじめる。

このあたりの関係のもてなさ、また人より物に向かうところは、典型的な発達障害の子どものあり方であると考えられる。

一人でミニカーで遊びはじめたクライエントに対して、セラピストも向かいからミニカーを走らせ、正面衝突させる。ぶつかると言うよりも触れる感じでミニカーの先をクライエントのミニカーの先に〈チョン〉と言ってつける。クライエントはそれが気に入ったようで、何度もくり返しミニカーを近づけては直前で止まり、セラピストの〈チョン〉を待っている。セラピストは「出会った」という感触を持つ。

その後、このセラピーは急速に展開して、クライエントの発音がどんどんとはっきりしていく。他にもいろいろと興味深いことが生じるのだが、初回でのこの出会いは決定的であり、治療の転回点になったと思われる。ここでの行為は、ぶつかることであり、出会うことである。しかしこれは、区別された二つの主体が出会うような高度なものではなく、クライエントがセラピストを気にとめずに遊んでいたように、もともとそこに主体は存在していなかったと思われる。また逆に、前節の事例のようなまったく区別のない混沌や、混沌さえも存在していない状態ではない。ぶつかることで初めて接触し、融合や結合が生じ、同時に〈チョン〉とだけ触れて離れることで、分離していく。このぶつかることによる結合と分離が同時に生じたことを通して初めて、主体が立ち現れるような事態なのである。この心理療法においても、セラピストの積極的関与は重要であり、また必要であったと思われる。アックスラインの原則通りに、一人遊びをしている子どもを尊重して見守っていても、何も起こらなかった可能性が高いか、少なくとも非常に時間がかかったかもしれない。セラピストがミニカーをぶつけにいくという積極的な行為があってこそ、このセラピーは展開したのである。これももう少し重症の子どもならば、ぶつけられたことで自分の世界を壊されて、パニックを起こしたかもしれない。また発達障害でない子どもなら、もちろんじっと見守って、その遊びの意味を感じたほうがよいのである。このあたりのセラピストによる見立ては非常に重要である。

結合と分離のモチーフは、この心理療法でくり返し登場する。たとえば第二回目で、マジックテープで繋がっている二つに切れる野菜をクライエントは包丁で切ってくっつけてをくり返す。また第七回目で、ヘリコプターを不安げにセラピストにくれて、再び自分の手元に戻ってくるとクライエントが「ありがとう」と喜ぶのも、結合と分離の遊びであると考えられる。野菜を切るところでは、次節のように、遊びの表現を通して結合と分離が現れてきていると言えよう。

七　軽症の発達障害――表現を通して

ここで取り上げる、槌谷笑子の報告している事例「言語・社会性の遅れを呈して来談した三歳男児とのプレイセラピー」[15]は、分離による主体の確立と言語の発生が、遊びの表現を通して生まれてきたものである。もちろん前節の事例においても、遊びの表現は重要なのであるけれども、ミニカーをぶつけたというクライエントとセラピストの関係が一番大きなポイントであるように思われる。それに対してこの事例では、まさに遊びに表現されるのである。

クライエントは三歳一ヵ月のときに、「他児に比べて話し方がおかしい。言葉の羅列にすぎない気がする」

という訴えで相談に連れてこられた。一歳六ヵ月健診で単語は「マンマ」のみであった。理解力、アイ・コンタクトはあったというから、その頃から軽い発達障害傾向と考えられる。

二歳半まで一語文の状態が続き、それ以前は意味のわからない、外国語のようなものを言い続けていたようである。二歳半で、二語文が出現する。保育園に預けたときも分離不安をあまり示さなかったなど、言語能力からしても、対人関係からしても、軽い発達障害という範疇であろう。

このクライエントも、第一回目のセッションが決定的であり、印象的である。重症の発達障害の子どもの場合には、ある程度慣れてくれるまでにかなり時間を要することが多いのに対して、軽度の場合には、しばしば第一回目のセッションで劇的なことが生じるように思われる。クライエントははじめのうちは視線が合わず、セラピストにあまり関心を示さない様子であった。セラピストは、交流がしづらく、自閉的な印象を受ける。クライエントはミニカーを一列に並べる。これは発達障害の子どもの好む遊びで、物を収集し、また規則正しく並べる。それは混沌に抗う秩序であり、また一列に並べるというのは、分離のない状態であると考えられる。

ところがその後、ミニカーを一台ずつ動かして、「トウチャーク（到着）」と言いながら方向を変えて横に並べる（図３参照）。

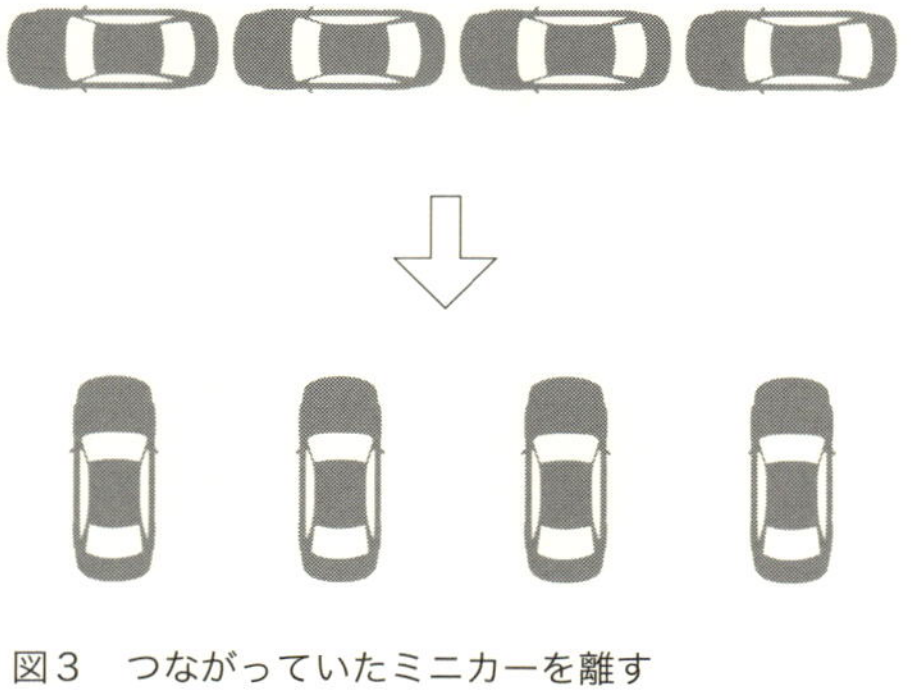

図３　つながっていたミニカーを離す

この遊びは決定的な意味をもったと考えられる。事実この心理療法で、クライエントは、急速によくなっていくのである。第四回目で「ボクが〜する」とよく言うようになり、半年で終結した際には、半年前には考えられなかったほどに適応する。第一回目のミニカーの遊びを通じて起こったのは、切れ目なくつながっていたものが分離することである。このような分離を通して初めて、このクライエントは主体となり、また言葉を分節できるようになっていくのである。「トウチャーク（到着）」という言葉は、まさにクライエントが主体になったから発した言葉であり、言葉の到着である。「ボクが〜する」と言えるようになったのは、そのことが展開していったからだと考えられる。

このように軽症の発達障害の場合には、ある程度の融合や結合を前提とすることができて、そこからの分離が決定的な意味をもつことが多いように思われる。それによって主体が確立され、言語がはっきりとしてくる。しかしこの事例でも、第一回目にテントの中に入って、ゴニョゴニョと喃語のような発音をしていたような融合の要素もあり、それを前提として分離が可能になったのであろう。

八　アスペルガー症候群の自験例――結合と分離の結合の弁証法

これまで、重症の場合と軽度の場合に分けて、結合と分離を通じていかに主体が成立してきて、それによって言語が発生してくるかを見てきた。またその際に、治療関係が中心になるときと、遊びの内容が中心になるときとがあることもわかった。もちろんその両者は片方だけというわけではなくて、入り交じったり、また密接に関連したりはする。そして言語がほとんどない重症の場合には、まず融合が生じて、後に分離が生まれてくるのに対して、軽症の場合にはある程度融合があるのを前提としてよいようで、分離が決定的な意味をもつようである。

しかしこれまでの事例でも、必ずしも結合から分離へという継時的なものではなくて、それが同時的で弁証法的なものであることはうかがわれた。次に取り上げる筆者の担当したアスペルガー症候群と思われるクライエントのセラピーでは、「結合と分離の結合」が弁証法的であることがもっとはっきりと捉えられると思われる。またこの事例は、自閉性障害のような重症例とＡＤＨＤのような軽症例の中間のようなものとも考えられるので、少し詳細に取り上げてみたい。

クライエントは、来談時七歳の男児で、学校で勉強などにやる気がなく、すぐに放り出してしまい、成績はオール１であった。空想に浸り、独特な話し方をし、乗り物に興味をもち、特定の女の子を追い回すなど、アスペルガー症候群らしい特徴を呈していた。

初回で、クライエントは次々と遊びを変え、ずっと独り言を言っていた。関係をもつのは困難で、セラピストは非常に疲れさせられた。後にも砂による同じような遊びがくり返されて、象徴性や物語性から遠いセラピーであった。よく箱庭の砂で遊び、さらには砂を床に撒いたり、砂箱を床に置くことを要求したりしたが、セラピストは大地に近づいたり、ベースを作ったりする必要があると考えて受け入れていた。

第四回のセッションで、クライエントは赤いポルシェと黄色のバスを箱庭の砂の中に埋めて、箱庭を黄色と赤のハケで掃いていって、「あっ」と言ってポルシェとバスを掘り出す（写真1）。

砂に車を埋めることは、融合の状態を作り出すことと考えられる。けれどもこの融合において、すでに赤

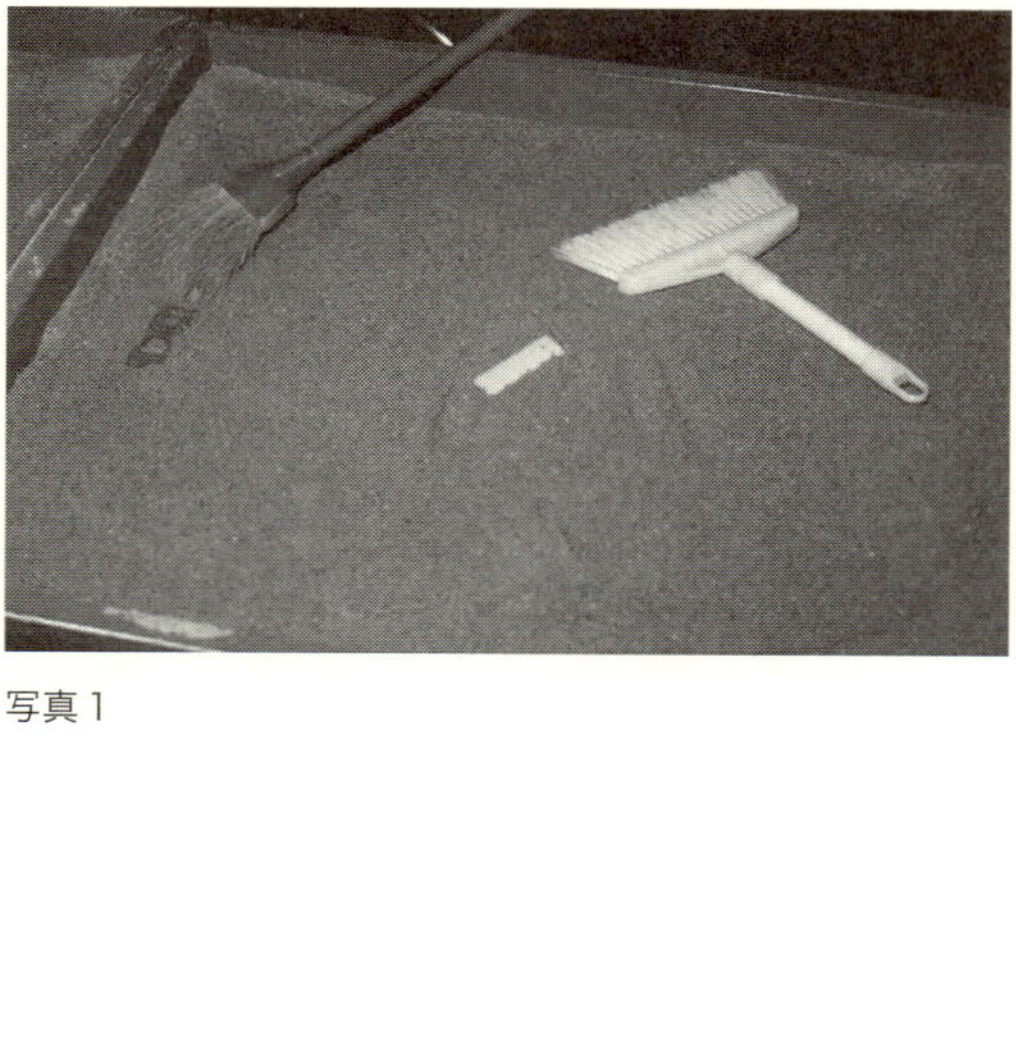

写真１

と黄色という二つや差異化が現れている。このクライエントのセラピーにおいて、結合と分離は継時的なものではなくて、同時的で弁証法的なものなのである。ここでもすべては砂の中にあるという結合と色が分化しているという分離の矛盾した状態が同時に存在している。

それから赤のポルシェと黄色のバスが砂から掘り出される。これは目に見えないところからの何かの誕生であって、この遊びは「存在と非存在」に関するものと考えられる。そして車の出現は、砂や融合の状態からの分離なのである。

また車が出現するときに、クライエントが「あっ」と声をあげたのが興味深い。これはフロイトが『快楽原則の彼岸』で書いているような、言語の誕生に関わっていると考えられる。フロイトは、自分の孫が糸巻きと遊んでいて、それがなくなるときに「おー」と言い、現れるときに「あー」と言ったのを観察した。言語が差異であるとすると、「おー」と「あー」は声の最初の差異であり、不在と存在の差異の認識に基づいている。このセラピーでも、出現に伴って、言葉が誕生してきている。

第七回目のセッションで、クライエントは独り言をつぶやきつつ、ちりとりで二つの砂箱の砂を集めて、箱庭に山を作っていく。「砂は何から生まれたんやろ」「砂は水から生まれたんや」とか言っている。ついには砂を全部一つの砂箱に集めて、巨大な山を作り、「こっちゼロ、こっちいっぱい」と言う（写真2）。船を山腹に刺して「お墓」。しばらくしてちりとりでこわし、「ここ水にしようかな。水取ってくる」「今

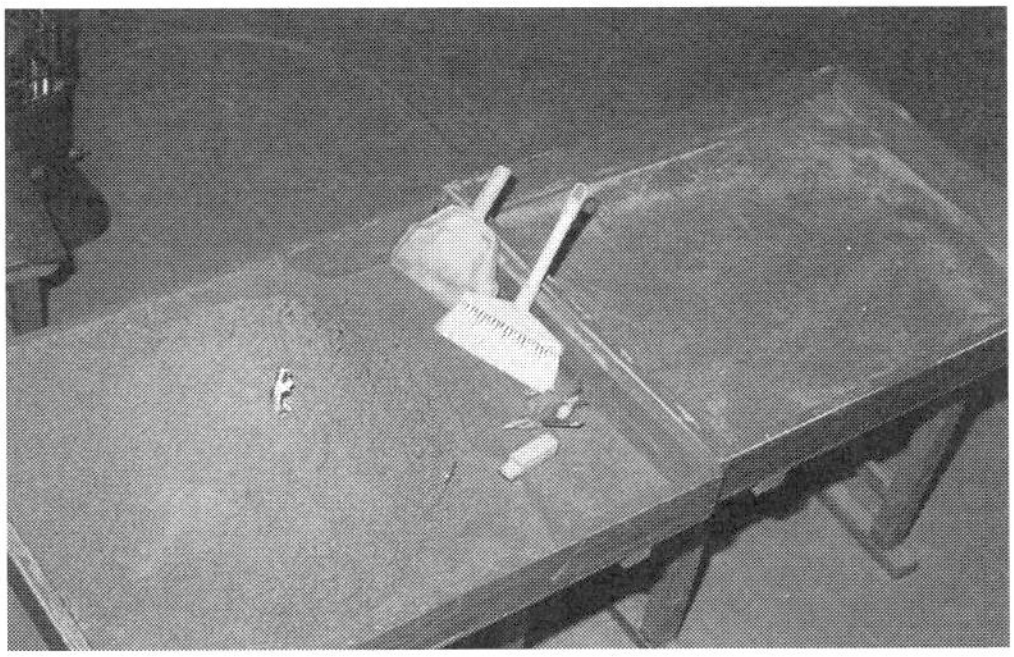
写真２

日は水の日と書こう」とホワイトボードに青で書く。

このセッションでは再び「結合と分離」の弁証法的な動きが現れる。第四回目のセッションで、砂はいわばイメージ以前の世界で、イメージが出現するための準備であることがわかった。けれどもこのイメージ以前は、さらにその根源である水に遡られる。このクライエントにおいて、起源を求めようという動きは非常に強いと思われる。それだけにこころの基盤というのが問題になっていると考えられる。

クライエントは両方の砂箱の砂をすべて一ヵ所に集めて用いる。これは全体的な結合と一なるものを示していると考えられる。けれどもおもしろいことに、まさにこの結合のゆえに、反対の動きとして分離が生じてくる。両方の砂箱の砂を一つの砂箱にすべて入れたために、全部と無というコントラストが二つの箱庭の間に生じてくる。一なるものや結合という一方向への動きが、二つや分離という逆のものを生み出してきているので、まさに弁証法的な動きであると言えよう。[16] クライエントは、全部と無を区別しているので、これも存在と非存在の区別に関わっていて、混沌が分化していっている。興味深いのは、この分化がコスモロジーのような神話的で意味的なものではなくて、形式的で概念的なことである。つまり天空と大地、森と村、西の死者の国などのイメージ的で物語的なものではなくて、存在と非存在といういわば哲学的なものであり、また全部とゼロというデジタルなものである。

墓というのは、生と死を分かち、存在と非存在とを分かつもので、その境界を示すものであるから、これも世界の分化を示しているし、また先の概念的でデジタルな区別よりもう少しイメージ的なものである。旧約聖書の神のように、創造は「水の日」として言葉にされる。このように結合と分離は、言葉と密接に関わっているのである。

第一五回目のセッションにおいて、クライエントは砂を床に下ろして、山を作りはじめる。クライエントはちりとりを「かみそり」と呼んで、山に十字に切れ目を入れる。そしてそれを「十字架」とか「お墓」とか呼ぶ。もう一つ山を作り、「これＡ（クライエントの名前）架の山」と言う。二つの山に文字を書く（写真３）。セラピストに山を一つ選ばせる。それをセラピストの山と呼び、「死んだ」と言って、手をパンパンとたたいて二人は向かい合って黙禱する。続いて隣の山に「Ａ架の墓」と言って二人で黙禱する。クライエントはいきなりＡ架の山のほうに水をかけて全部をびしゃびしゃにし、ちりとりで少し切り取って、「うんちです」と箱庭の青い所に置く。泥をたくさん切り取って、「おにぎりです」とだんごを作って、お金を払わせてからセラピストに食べさせる。お墓を踏むとか蹴るとか言った後で、「切るの」とセラピストの墓のほうを切り、続いて自分のほうも切る（合わせて十字）。この回から、自分のことを「Ａ」と名前で呼ばず、「ぼく」と言うようになる。父親によると、だいぶ落ち着いてきたという。

このセッションでは、とてもベーシックなところから、かなり高いレベルに至るまで、非常に早い展開がなされている。このクライエントはよく砂を床に撒いたり、床の上に砂で作ったりする。それは大地に根付き、大地につながろうという動きだと思われる。これも融合や結合を目指していると考えられる。そして床に作られた砂山は、世界全体の結合、それに大地との融合を示している。ところが二つ目の山を作ることによって、たちまち宇宙の分離と分化が生じてしまう。これは第七回目のセッションで、全部の砂を一つの砂箱に集めたことによって二つ目の砂箱が空になるのともよく似た動きである。ただし第

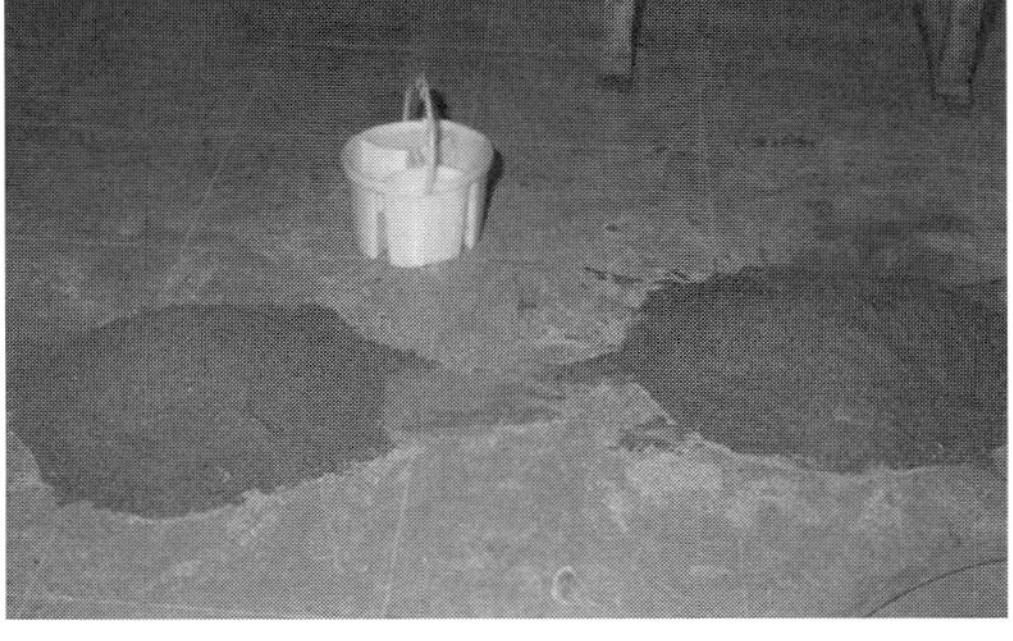

写真３

七回目のときの分離が、存在と非存在の分離であったのに対して、この第一五回では存在するもの同士の分離である。それぞれの山がセラピストとクライエントの山なので、この分離は治療関係とも関連している。あるいはすでに赤と黄色の分化なども治療関係を反映していたのかもしれないが、ここで明示的になると言えよう。

この回に結合と分離は少し次元を変え、それは「うんち」と「おにぎり」のところに現れてくる。食べ物は摂取するものなので、ここには外のものを内に入れるという結合の要素がある。他方排泄物は、それが体外に出るやいなや、自分でなくなり、他なるものになってしまう。つまり排泄には分離の動きが認められる。発達障害の子どもや、時には大人が排泄物に非常に興味を示すのは、まさにこの分離の働きがないからなのである。しかしながら食べ物と排泄物が、口唇期や肛門期などの用語があるように、精神分析の好む対象であるので、それらは結合と分離の動きと言うよりは、確立された主体にとっての、すでに実体的な対象となっている。さらに食べ物は与えたり、お金によって交換されたりできる。ここではお金によるおにぎりという対象の交換がクライエントとセラピストの間に生じているので、対象はすでに交換可能で、「恣意的」なものになっている。つまり三者構造やエディプス構造が認められるのである。あるいは中沢(17)のトポロジーから見るなら、精霊のような、世界にまだ組み込まれていない外の力を変換して内に取り入れる象徴交換がクラインの壺であるのに対して、物々交換という商品交換は欠如を中心にしたトーラスであるとされているように、これはすでにトーラス構造になっていると言えよう。その意味でこのセッションでは、主体が結合と分離によって立ち上がるや否や、自分の対象をもつまでに至っているのである。

これまでの事例における分析が、結合と分離が継時的に進んでいくものであるという印象を与えたかもしれないのに対して、筆者の事例は、結合と分離が同時的で、弁証法的なことを如実に示している。言葉ということを考えても、言葉と物が別のものであり、かつ同じものであるから成立する。鏡像も、自分と鏡像が同じであるという同一性と、二人が離れて向かい合っているという差異性に基づいている。人間関係も、別であり、かつ繫がっているから成立する。このような弁証法的な動きを通じて、主体は次第に形成されていくと考えられるのである。このクライエントも、プレイセラピーでは謎のような主体形成の作業を行いながら、親面接からの情報では飛躍的に適応がよくなっていった。

九　エッセンスと事例

ここでは、個別の事例を詳しく取り上げて、後からそれを解釈していくという事例研究のスタイルをとるのではなくて、心理療法での関わりにおいて主体が立ち現れてきたと思われる決定的な瞬間だけをクローズアップするという方法論を用いた。そしてそこで起きていることを、「結合と分離の結合」による主体の成立という視点からいわば微分的に分析したのである。もちろん同じ事態を、ラカン派ならば異なる概念で捉えるであろうし、またアルヴァレズをはじめとする自閉症の治療に積極的に取り組んでいるクライン派も異なる表現を用いるかもしれない。しかしユングによる「結合と分離の結合」という視点によって、子どもの発達障害への心理療法的アプローチにおける主体の立ち現れ方やセラピストの関わり方の重要な局面が見えてくることはあるのではないかと思われる。このようなやり方を通じて、心理療法的な関わり方のエッセンスを抽出する試みを行ったつもりである。

認知行動療法をはじめとして、心理療法にもある方向に漸進的に進んでいくという考え方が支配的であると思われる。しかし子どもの発達障害に対する心理療法から見えてきたのは、主体の現れということに着目することと、極端なものが逆を引き起こすというきわめて逆説的で弁証法的な動きが大切であるということである。また従来の内容や意味に注目する見方よりも、形式、構造や動きに焦点を当てるほうが重要であることがわかった。さらにはセラピストは受動的な観察者の位置にいるのではなくて、主体的に関与していく必要がある。主体的と言っても、それが操作的な態度ではないのは言うまでもないが。

しかしこうした個々の例でも、それぞれがユニークであって、ある概念や観点にまとめきれない豊かさがある。次章では、ある軽度と思われる発達障害の一事例の分析を詳細に見ていくことから、子どもの発達障害への心理療法アプローチを検討することになる。「結合と分離の結合」においては、矛盾する動きがシャープに対立しつつ同時に成立することが必要である。それだけに、時には結合と分離とが曖昧に入り交じったり、循環したりして、主体の成立が曖昧になり、軽度の発達障害の場合にそれが顕著なように思われる。次の事例は、その課題に取り組んだものとしても見ることができよう。

第三章　子どもの発達障害事例の検討
——融合的な世界の終焉と展開

竹中菜苗

一　発達障害の子どものプレイセラピーを捉える視点

1「プレイセラピー」それ自体の見直し

従来、プレイセラピーと言うと、遊びそれ自体のもつ自己治癒力によって変容が生じるという捉え方が主流であり、そこでは遊びに内在する象徴性や遊びを繰り広げる子どもの主体性が前提とされてきた。しかし発達障害の子どもたちのプレイセラピーにおいては、そこで繰り広げられる遊びに象徴的な意味を読み取ったり、何らかの物語が展開していくかのような遊びの内容の変化を期待することが容易ではない。それどころか、そこでは遊びに対する子どもの積極性を読み取ることさえ難しいということも珍しくない。

たとえばその極端な例として、発達障害の中でも最も重篤であるとみなされるカナー型自閉症児の「遊び」を取り上げるならば、ミニチュアを一定の方向に動かし続ける、同じ絵をくり返し描き続ける、ただ何もせずに奇妙な声を発し続けるなど、それらは象徴性や創造性を云々できる遊びとは言いがたい。より軽度の発達障害の子どもたちの遊びにおいても、程度の差はあるにせよ、こうした「遊びと呼べない遊び」が繰り広げられることは多い。毎回くり返され、変わり映えのしないボードゲーム、オセロ、卓球、心理的な意味を見出すことが難しいにもかかわらず、途切れることなく続けられる語り。

有名な「自閉症スペクトラム」の提唱者でもあるウィング[1]は発達障害の子どもたちが想像力の発達に問題を抱えるという理由から、そのプレイセラピーは無意味であると明言する。確かに子どもの主体性や遊びの自己治癒力といったものに期待するという前提に立つ限り、発達障害の子どものプレイセラピーに積極的な意義を見出すことができないとしても、それはさほど不思議なことではない。

しかしながら、そこには旧来的な「遊び」や「プレイセラピー」という概念への囚われ、さらには遊びを生み出す子どもたちの主体性への揺るぎない確信があるという点を見逃してはならない。一九四三年、カナー[2]は当時支配的であった「精神薄弱」や「精神病」という概念から自由であったためにこそ、「自閉症」という新しい概念を発見しえたのである。ある概念を固定した上で発達障害の子どもたちのプレイセラピーが有効かどうかを議論する以前に、まずは「発達障害」として括られる一つの世界のあり方を理解し、そこから「遊び」や「プレイセラピー」という概念そのものに対する新たな理解を深めていくことこそ、今、発達障害の子どもたちを前に私たちに求められているのではないだろうか。

２「私」の生成に関わる作業としてのプレイセラピー

もちろん発達障害の子どもたちの行為すべてを単純に「遊びと呼べない遊び」とみなしてしまうことに対しては慎重になる必要がある。しかし、それらに対して過剰な積極性でもって意味を見出したり変化を読み取ろうとしたりすることに対してもまた、セラピストは慎重にならなくてはならない。精神分析的な立場から自閉症の子どもの治療に携わるアルヴァレズ[3]が指摘する通り、彼らのプレイセラピーにおいてセラピストがその毎回の変化のなさに退屈を覚えるということはしばしば起こりうる。まずは子どもたちが繰り広げる「遊び」がいわゆる象徴的に理解しうる「遊び」なのかそうでないのかを見極めること、そしてその単調さや退屈さにセラピスト自身が正直でいるということが、発達障害の子どものプレイセラピーにおいては第一に重要であると言えるだろう。

そしてそれでもなお、発達障害の子どものプレイセラピーにおいて、その変化に乏しい世界に何かが光る瞬間に立ち会うことがある。それは、ある物語の劇的な展開や子どもの成長といった漸進的な言葉で表現しうるようなものではない。それはただ茫漠と広がっていた世界に瞬間的に光り、はっとこちらの目を覚まさせ、その次の瞬間にはすでに消滅していくような、一瞬の光がはじけ飛ぶ瞬間である。発達障害の子どものプレイセラピーは、そのような瞬間的な光の経験を積み重ねながら、その茫漠とした世界に何かが次第に固有の形を成していく過程をたどるように筆者には思える。

すでに先の章で発達障害における「主体のなさ」という特徴と主体を生み出す心理療法の必要性が論じられているが、筆者はこれまでにも同様の観点から発達障害の子どものプレイセラピーについて検討を重ねて[4][5][6]きた。発達障害の子どもたちが繰り広げる象徴的な意味を読み取ることの難しい「遊び」は、遊びを生み出す「『私』の不在」という事態を指し示しており、その心理療法においては「『私』の生成」という作業がなされることになると筆者は考えている。発達障害の子どもが想像力に問題を抱えているという理由によってそのプレイセラピーの可能性を否定するのではなく、それならば、想像力が湧き出るところの「私」そのものを問い直すようなプレイセラピーを、私たちは模索しなくてはならないのではないだろうか。すでにあるものが遊びを通じていかに表現され、変化していくかという視点ではなく、伊藤[7]も指摘するように、生き生きとした語りを紡ぎだす「私」、遊ぶ「私」が生成するまさにその瞬間に立ち会うという視点である。それこそが、発達障害の子どものプレイセラピーに課されている仕事なのではないだろうか。

ここから本章では筆者の自験例に沿いながら、発達障害の子どもの「私」の不在の世界がどのようなものであるのかを明確にした上で、そこに「私」が生成する瞬間を捉え、それが一つの固有の存在の確立へとつながっていく過程をたどっていきたい。

二　事例の概要[8]

クライエント（以下Aと記載）はインテーク時、三歳一一ヵ月の男児である。Aの発育の記録については母親の申込票記載内容より以下にまとめる。切迫早産・在胎三九週・難産・帝王切開。人見知り六ヵ月、初語一歳、歩きはじめ一歳一ヵ月、排尿・排便自立二歳五ヵ月頃。保育園での様子は、好きなことには熱中するが気が向かなければ集団から離れてしまう、とのこと。

医師によるAの診断は軽度の広汎性発達障害であり、医師を通じてプレイセラピーが導入されることになった。プレイセラピー開始当初からAは家庭の事情により一年後の遠方への転居が決定していたため、セラピーは約一年間という期限があらかじめ決められた中で開始され、母親の都合によるキャンセルなどを挟みながら全二九回のセッションがもたれた。

ここでまずは、その二九回のセッションの大まかな流れをたどり、その後、節を改めていくつかの具体的なエピソードを取り上げてAのプレイセラピーの検討を進めていきたい。

初回、Aは母親との分離に困難を示すことなく入室する。筆者の存在にもまったく無関心な様子でAは絵本を眺めているが、Aが「バス」とつぶやいたのをきっかけに筆者が乗り物のミニチュアの並んだ棚に移動し、Aもそれに続く。そこから二人で車や地下鉄、新幹線などを使った遊びを始める。Aの遊びに合わせて筆者が発する声をAがずっと真似することも多く、Aと筆者の間では声のやりとりが成立する。それ以降のセッションでも、毎回バスや電車などのミニチュアをAと筆者が共に走らせたり砂場に入れたりする遊びを中心としてセラピーは進む。

Aのプレイセラピーにおいて特徴的だったこととして、激しい退室渋りが挙げられる。初回から筆者が終了を告げるとAはこちらが耳を塞ぎたくなるほどの高音で「キィィッキィィーッ！」と叫んで逃げ回り、ミニチュアを床に投げたり筆者を叩いたりするなど全力の抵抗を示す。退室に際してはAと筆者との間で毎回互いに必死の攻防が繰り広げられ、泣き叫び、暴れるAを筆者が強引にプレイルームの外に連れ出すということもある。退室渋りが収まりを見せるのは一二回目のセッションの終わり、なんとかAを退室させるも、母親がたまたま不在だったという出来事を経た後である。その翌週、Aがプレイルームへの入室を渋って母親に身体を寄せるということがあり、またその翌週にはAの発熱によるキャンセルを挟む。この頃からプレイルームの中でAは、水やおはじきをばら撒いたりミニチュアを滑り台から滑らせたりするなど、「落下」や「解体」の動きを何度もくり返すようになる。

そしてセラピーの終結が近づいてきた二〇回目のセッションよりトンネルを使った遊びが始まり、Aはトンネルの出入りをくり返したり、筆者との間で「いないいないばあ」の遊びを繰り広げたりする。この時期、一時収まりを見せていた退室渋りは再度激しさを増す。最終回、Aは転居先の市街を走るバスと初回に筆者と共に遊んだバスを持参し、Aがトンネルの内側に入って外側の筆者と互いに互いを見つけ合う遊びをくり返す。そして時間になると、Aは筆者に歩み寄って筆者をゆるく抱きしめてから退室する。

三　「私」不在の世界と泣き叫ぶ「私」の生成——初回のセッションから

まずは初回のセッションをもとに、Ａの世界がどのようなものであり、そのプレイセラピーの課題がいかに捉えられるかという点について考えていきたい。

（以下、事例の記述に際しては、Ａの言葉を「　」、セラピストの言葉を〈　〉として区別する。）

【インテーク】

Ａはプレイルームに入った途端「トーマスの絵本！」と叫んで本棚に駆け寄る。母親がプレイルームを出てもＡは気にせず絵本を眺め続けるが、しばらくしてから不意に顔を上げて「バス」と言う。セラピストはバスを探しにおもちゃ棚に近寄る。Ａもてててっと走っておもちゃ棚へ。Ａが乗り物のミニチュアを手に取っては「これなに」と一本調子でセラピストを見ないままに言う。「これなに」〈地下鉄〉「これなに」〈地下鉄？〉「つぎのでんしゃ！」〈次の電車か！〉。「これなに」〈ガソリンスタンド〉「ガソリンスタンド」。Ａがガソリンスタンドを取って床に置き、車のミニチュアを入れながら「＊＊くるま」と言う。聞き取ることができずにセラピストが〈…くるま？〉と問い返すと、Ａは「＊＊くるま」とくり返す。やはり聞き取ることができず、セラピストは〈くるま、ガソリンスタンドに入ってる……〉と返す。Ａが「＊＊くるま、ガソリンスタンド…」と言い、セラピストはようやく聞き取ることができて〈青い車ね！〉と言う。Ａもはっきりした発音で「青い車！」と声高に言う。

Ａはガソリンスタンドの奥の車庫に車を出し入れしながら、顔を床にくっつけて真横からそれを見る。セラピストが車の動きに合わせて〈ぶっぶー〉と言うと、Aも「ぶっぶー」とくり返す。ガソリンスタンドの洗車場にAが青い車を入れるのに合わせ、セラピストは〈わしゃしゃしゃしゃー〉と言う。次はAがバスを洗車場に入れて「こっちもわしゃ、しゃしゃー」と言う。その後、別の遊びをしながらもAは「バス、ガソリンスタンドにいる」とたびたび戻る。

Aが連結盤を上手に使って線路を繋ぎ、そこに汽車を走らせる。次いで新幹線を線路の上に置く。さらに線路を繋いでAはあっという間に楕円形の線路を完成させ、そこにバスを走らせながら「バスはレールをみつけた！」と叫ぶ。

終了時間になりセラピストが〈今日は行こうか〉と言うと、Aが初めてセラピストの目をしっかり見て大声で「いやっ！」「帰らないっ！」と何度も叫ぶ。セラピストが〈でも時間だから〉と退室を促すと、Aは「キィィィッ！」とけたたましい声で叫んで走りだし、棚に並んだ標識類をすべてなぎ倒し、おもちゃを次々取り出してはセラピストに背を向けたまま「これは？　これは？」と言う。セラピストがそれには応じず〈また今度にしよう〉と言うと、Aは「イヤァァァッ！」と耳を塞ぎたくなるほどの金切り声で叫び、積み木を床にぶちまける。バスや車で遊ぼうとするのをセラピストは制止し、退室させる。

1　一致

はじめに「これなに」―〈地下鉄〉―「次の電車」―〈次の電車か！〉、「これなに」―〈ガソリンスタンド〉―「ガソリンスタンド」、「＊＊くるま」―〈?〉―「＊＊くるま」―〈青い車！〉―「青い車！」という三つのやりとりが交わされる。まずはこのやりとりから、Aと筆者がいかに最初の出会いを果たし、それがどのような出会いであったのかについて考えてみたい。

最初の「これなに」というAの言葉は筆者を見ないままに発せられており、〈地下鉄〉という筆者の声もAに受け止められることはなく、そこに双方向的なやりとりは成立しない。あるいは「これなに」という問いに対する答えが「次の電車」であったことから、筆者の〈地下鉄〉という答えが誤りであったために、それがAに届かなかったのだとも言えるだろう。とはいえ「次の電車」という答えの独自性を思えば、この問いに正解することは至難の業である。このとき、決して一般的とは言えない「次の電車」という答えしか受け付けない世界にAはおり、〈地下鉄〉という一般的な答えしかもたない筆者はその閉ざされた世界の外側に位置している。

しかしその次の〈ガソリンスタンド〉という筆者の答えはAに受け入れられ、その後、Aが発した「＊＊くるま」という曖昧な音をめぐってAと筆者の間には明らかに相互的な交流が生じる。それは筆者にとってはAから発せられたおぼろげな「何か」に少しずつカメラのレンズの焦点を絞り、そこに一つのクリアな像を結んでいくような作業であり、Aにとってもまた、それはみずからの曖昧な音が次第に一つの形を明確にしていく過程であったと考えられる。その双方向からの作業を通じ、最後には「青い車」という音においてAと筆者はぴったりと一致する。

ここで不思議なことは、このときAが手に持っていたものが確かに青色の車であったにもかかわらず、筆者が「＊＊くるま」というAの言葉をまったく聞き取ることができなかったということである。地下鉄を〈地下鉄〉と呼び、ガソリンスタンドを〈ガソリンスタンド〉と即物的に答えていたことを思えば、青い車を手にしたAの「＊＊くるま」という言葉が「青い車」であると推測することは、さほど難しいことでもなかったはずである。しかしそこが「地下鉄が『次の電車』と呼ばれる世界である」という事実は筆者に少なからず衝撃を与えており、具体的なガソリンスタンドのミニチュアを指して発せられる問いならともかく、ただの曖昧な音を前に筆者の頭の中は真っ白になってしまう。すっかり混乱した筆者の頭の中にはAが発した曖昧な音だけが響いており、筆者はその音だけを頼りにAの言葉を理解しようとする。Aが手にしているものが「青い車」であると気づくのは、その音が「青い車」だと認識した後である。

奇妙なことではあるが、このように、ここで筆者が外的な情報に頼ることなく、あくまでもAが発した音だけにこだわり、その曖昧な音そのものから「青い車」を見出したことは、Aと筆者の最初の出会いにおいて非常に重要だったのではないかと思える。先に発達障害の子どもの世界を「『私』の不在」として捉える視点を提示したが、「私」が不在の世界においては「他者」もまた不在という形を取らざるをえない。「私」という認識は、常に「私ではないもの」としての「他者」の認識の成立と不可分だからである。そのため、発達障害の子どものプレイセラピーにおいて、セラピストがクライエントに相対する確固とした一人の「他者」であり続けることはできない。そこでセラピストはおのずとみずからの「私」という感覚を放棄し、「私」不在の世界へと融合することになる。Aと筆者との間で交わされた「地下鉄」「ガソリンスタンド」「青い車」という三つのやりとりを通じて最初になされた作業は、筆者がいったん頭の中を真っ白にしてAの世界へと参入するということであったのだと考えられる。

２「次の電車」――切れ目なく循環する世界

「私」はあらゆる行為の主体として世界の中心に立ち、それに関わるすべてを繋ぎとめる。その「私」が不在であるのなら、そこではあらゆるものが均質化され、ただ漠然と拡散することになる。つまり「私」不在の世界に「私」が生成するプロセスとは、ある均質化された世界に次第に差異が生じ、やがて「私」という中心点が生成するプロセスであると言える。発達障害の子どものプレイセラピーにおいては最初の見立てとして、その子どもの世界がどの程度まで徹底して均質化された世界なのか、あるいは逆に、どの程度まですでに差異を生じつつある世界なのかという点を見極めておくことが重要であると思われる。ここでは「私」が不在の世界とはいったいどのような世界なのか、そしてインテークの段階でAの世界がどのような状態にあったのかという点について、Aが地下鉄を「次の電車」と呼んだというエピソードを端緒に考えてみたい。

「次の電車」という言葉は必然的に「この電車」との区別を内在するため、そこには、この時点ですでにAの世界に何らかの差異が存在しているということが示されている。しかし、ここでのAの「次」という言葉の用い方には注意が必要である。「次」は「今、ここ」という「在」が定位されて初めて「今、ここ」ではない「不在」の時間・場所として定位されるはずのものである。それにもかかわらずAが「今、ここ」にある、本来「この電車」と呼ばれるはずのものを「次の電車」と呼ぶとき、そこでは「次」が「在」となって、「これ」を背景へ退けるという反転が引き起こされている。「今、ここ」にある「これ」のリアリティが略奪され、「今、ここ」にあるものは「次」であるという矛盾した形で差異化がなされているのである。

この事態をさらに詳細に眺めれば、これが『私』の不在」に密接に関連する事態であることがわかる。「次の電車」と「この電車」の違いとは何か。「次の電車」はやがて私の前に停車し、私を乗せ、そして「この電車」になる。しかし地下鉄が「次の電車」であり続ける限り、「私」はいつまでも地下鉄に乗車することができない。あるいはこうも言える。「次の電車」がいつまでも「次の電車」であり続けるのは、そこに「私」が乗車しないためである、と。ここに見て取られるものが、「次の電車」が「この電車」へと変わることを決定するべき「『私』の不在」である。「私」が不在であるために、地下鉄は「今、ここ」にある「この電車」として限定されることなく、「次の電車」として延々と存在し続けるのである。

このように一つの限定を避けて次へ次へと連鎖していくあり方は、Aが線路を楕円形に繋ぎ、そこにバスを走らせたというエピソードからもうかがい知ることができる。円形の線路には始点と終点の区別が設けられない。そこでは電車がどこに行くのか、どんな駅を通過するのか、誰を乗せているのかといったような「内容」に関心が払われることはなく、汽車も新幹線も、さらにはバスまでも、その線路の上をぐるぐると走り続ける。「バスはレールを見つけた！」とAは叫ぶが、初回のセッションでプレイルームに創り出され、見出されたものは、そのように途切れることなく循環する世界であったと考えることができるだろう。ここに、Aの世界が「始まり」と「終わり」が明確に設定される「物語」として理解できるようなものではないということが端的に示されている。

　そしてそのような途切れなさは、Aと筆者との言葉のやりとりにも現れる。「青い車」において一致を果たした後、「ぶっぶー」「わしゃしゃしゃー」など、Aと筆者はいくつもの音を互いに模倣し合う。そこに何らかの意味や意図が介在することはなく、さらにはその音を発したものがAであるのか筆者であるのかという区別さえも、そこでは重要でない。そこではただ、鏡がそこにあるものの姿を映し出すような自然さで互いが互いの音を写し取る。そしてそれはAと筆者の区別をますます曖昧にし、筆者から「私」という固有性の感覚を融解させていく。

　先に筆者は、Aと筆者が「青い車」という音において一致したと述べた。このように「今、ここ」と「次」の差異化に混乱が見られ、すべてが「次」として連鎖するAの世界のあり方を考慮に入れたとき、Aと筆者の最初の出会いにおいてはAの音と筆者の音の、その表面的な、だからこそ果たされうる完璧な一致こそが重要だったのだということが考えられる。まずはあらゆる差異を消去して、Aと筆者はぴったりと一つの「青い車」になって、一つの循環する線路の上を走り出したのである。

3 循環の切断、「終点」の生成

このように始点と終点の区別なく循環する世界としてAの世界を捉えれば、Aが退室時に示した退室渋りの激しさがいかに特殊なことであり、かつ、重要な意味をもつかということがわかる。それは、プレイセラピーという時間の「終点」が、一つの特定のポイントとしてAに生き生きと体験されたということを明示しているからである。

発達障害の子どもたちは一方でミニチュアの並び方などの細かい変化に対して過敏な反応を示しながら、他方では周囲の出来事や対人場面において、こちらが驚くほどの淡白さを示すことが珍しくない。Aの場合も母親との分離に抵抗を示すことがなく、プレイルームへの入室にも困難を示さなかったということに、それは見て取れる。その入室時にはプレイルームの内と外という構造的な区切りが意味をもってAに体験されることはなかったのである。しかしプレイセラピーの時間が終わり、プレイルームの外に出るということが、一つの明確な区切りとして初めてAに体験される。延々と循環するはずの線路が切断され、一つの「終点」が生成するのである。

「終点」の生成は循環する世界を断ち切ってプレイルームをしっかりと一つの限定された「この空間」として成立させ、そこから今まさに「外」へと放り出される者として、泣き叫ぶAを産み落とす。Aが〈また今度〉では「イヤ」だと涙を流すとき、そこに「次の電車」という呼称が示していたような「在」と「不在」の反転は見て取れない。「終点」は「在」と「不在」の結節点であり、プレイルームを出るということは「在」から「不在」への不可逆的な移行なのだということをAは知る。そのとき初めてAがセラピストとしっかり目を合わせて「嫌だ」と主張したということを考えても、それはプレイルームの内と外、そしてAと筆者の差異がはっきりと明確になったときであり、Aが全身の力を込めて泣き叫ぶ「私」として、その固有性を露わにするときでもあったということが明らかである。

このようにAがプレイセラピーの終わりを一つの融合的な世界の終焉として体験し、それが泣き叫ぶ「私」としてのAが生成する契機としてある限り、そこにおいて重要なことは「次の約束」を強調してAをなだめ、Aに安心感を与えることではありえない。それでは地下鉄が「次の電車」として延々と走り続けるAの元の世界へと逆戻りするだけである。先に筆者は「産み落とす」という表現を用いたが、「私」という中心点をもたず、始点と終点の区別もなくある世界は私たちがまだ生まれる以前の世界として捉えることが可能であり、筆者には、退室に際してのAの叫び声は、Aが母胎からこの世界に誕生する際の産声であるように聞こえる。そこで為されなくてはならないことは、母胎とのつながりがしっかりと切断されることだけである。そのつながりが容赦なく切断されることによってこそ、プレイルームは「終点」をもつ特定の独立した場として完結し、Aは「この場所」「この時間」にしがみつく「私」になる。「私」というこの経験、プレイルームの内と外やプレイセラピーの始まりと終わりという構造の生成、Aと筆者の間の区別の生成、すべてはこの「切断」の作業を通じて一斉にもたらされる。

四　融合から分離、そして結合

インテークの様子から、「私」という中心点をもたずに循環するAの世界のありようと、プレイセラピーを通じてAがその世界の切断を強烈に体験する様子が見て取れた。初回以降もAの退室渋りの激しさは変わることなく#12まで続き、そこでAは差異のない世界が切断され、そこに差異が生成する瞬間をくり返し体験する。そして一方で、プレイルームは一つの区切られた特定の場所として、その機能を果たし始める。プレイルームという空間の内側でどのような作業が進んでいったのか、事例の経過に沿って見ていきたい。

【#4】

Aはバスを砂場に入れ、はじめは砂場の外からバスを埋めているが、やがてA自身も砂の中に入ってバスを埋める。やがてAは砂を手ですくって自分の顔のすぐ前や耳のすぐ横からさらさらと流し落とす。さらにはひれ伏すような姿勢を取って顔を砂にくっつける。

Aが汽車に貨車や客車を連結させて「ぽっぽー！」と先頭の汽車を走らせるが、あまりにも勢いがよすぎて他の車両が残される。セラピストは残された車両を持って〈汽車さーん、待ってくださーい〉とAの後を追う。Aは追いかけられていることに気付き、笑って逃げる。やがてAが止まり、セラピストが背後から車両をくっつける。このやりとりを何度もくり返す。

【#7】

Aが車両を連結させて「お砂行こう！」と勢いよく走る。途中でバスのミニチュアに衝突し、電車の連結がばらばらになる。Aは「キィーッキィーッ！」とけたたましい叫び声をあげながら散らばった車両やバスを両腕に集め、「どぉーんっ！」と砂場に投げ込む。ばらばらと車両やバスのミニチュアが砂に落ちる。

【#9】

来談し、廊下からAが大声で「おもちゃのお部屋のせんせー！」とセラピストを呼ぶ。プレイルームに入室するとAは「せんせ、バスしよう」とセラピストにバスのミニチュアを渡してから、自分も同じものを持って「ぶっぶー」と走らせる。セラピストもバスでAの後を追い、ときどきAのバスに後ろからコツンとバスを衝突させる。そのたびにAは「キィィィッ！」と叫び、プレイルーム中を勢いよくぐるぐると走り回る。ときどきAは振り返って「うわぁぶつかるぅ！」と言う。

【#12】

Aが砂の中に三台のバスを入れる。砂場に至近距離まで顔を近づけながら、しばらく静かにバスに砂をさらさらとかけ続ける。その後、不意に「バス砂いやって」とバスを砂の外へ出す。「砂、いやだって」とAがくり返す。〈わかった〉とセラピストはAからバスを受け取り、砂をきれいに払って床に置く。バスを三台とも床に移動させた後、Aが突然砂を掴んで床にぱっと撒く。セラピストが驚いてAを見ると、Aはいたずらっぽく笑う。

【#16】

Aが青色の絵の具で画用紙いっぱいに大きなバスの絵を描く。それを見ながらセラピストは、うっかり〈うわー、赤いバスだー〉と言ってしまう。Aがすかさず「ちがうでしょ！　青いバスでしょ！」と強い語調で訂正する。

Aが水筒に目を留め「お茶のみたい」と水筒を開け、傾けるが何も出ない。「お茶のみたい」〈お茶入ってないね〉。Aは洗面台に行って「お茶つくろう！」と言い、黄緑色の絵の具を水筒に入れて水と混ぜる。きれいな緑茶の色になり、セラピストは〈お茶だー！〉と言う。Aはコップを自分とセラピストの前に一つずつ置いて〝お茶〟を注ぎ、コップからあふれさせて床にこぼす。次いでコップを逆さにし、中身を床にぶちまける。さらにAは床にこぼれた〝お茶〟に直接絵の具を出し、足で絵の具を伸ばす。〈おおーっ！〉とセラピストが笑う。Aもニコニコしながらプレイルームを走り、あちこちに〝お茶〟をこぼす。

【#17】

Aが〝お茶〟を作り、コップに注いで「ごくごくごく」と飲む真似をする。「おもちゃのお部屋のせんせもお茶」とAはセラピストにもコップを渡して〝お茶〟を注ぎ、セラピストが〈ごくごく〉と飲む真似をするのをうれしそうに眺める。

1　融合的な世界の内側に生じる「衝突」

Aは#2の帰り際にドアのすぐ脇に置かれた砂の入った大きなバケツの存在に気付き、#3より砂を使いはじめる。Aは車のミニチュアを砂に埋めたり砂の中で動かしたりし、また、時には#4で見られたようにA自身が砂の中に入り、足を砂に埋めたり砂を頭からかぶる。

先に「次の電車」という言葉と循環するレールを手掛かりに「私」不在のAの世界について検討したが、ここでAが砂の中にバスを入れ、さらに自分も砂の中に入り、砂にどこまでも接近してゆく様子は、Aの住む世界のあり方をより的確に私たちに教えてくれる。電車やバス、さらにはA自身が砂の中に投げ入れられ、そこに融合する。それはAとバスといったものの間の差異、さらには「A」や「バス」という固有の存在それ自体が砂に飲まれ、ただ「一」になるような融合的な世界である。

しかしながら、やがてＡのバスと筆者のバスとの間では「衝突」が生じはじめる。＃9において、筆者とＡのバスは＃4のようにくっつき、再び一つになるのではなく、互いに互いを弾き合う。「衝突」は、すべてが区別なく融合した「一」なる世界では生じえず、二つの異なるものを必要とする。そして同時に、「衝突」は、二つの異なるものが「一」になる、鮮烈な一瞬の一致の瞬間でもある。今、Ａと筆者が手にした同じバスは、一瞬の衝突という契機において、「一」なるものからの分離と、そのさらなる結合という相反する動きを実現するのである。

そしてこの衝突は、ある特定の瞬間の記憶をＡに刻みつけ、Ａの振り返る動きを呼ぶ。Ａは振り返り、次のバスがみずからに衝突する瞬間を待つ。すなわち、永遠にぐるぐると線路の上を走り続けるはずであった「次のバス」には、Ａという到着すべき特定のポイントができるのである。このときＡが待つ、未だ来ぬバスは確かに「次のバス」であり、Ａが立って振り返る「今、ここ」と、Ａが視線を送る先の「次」は分離される。ここに、Ａの世界における差異化の動きが洗練され、初回「次の電車」という言葉において見られた「今、ここ」と「次」の関係の混乱が正されているのを見て取ることができる。そして「次」が「今、ここ」に到着して衝突が生じるその瞬間、それは「次のバス」であることをやめる。

同じことをＡと筆者の関係において捉えるならば、Ａの「振り返る」という行為は必然的に、振り返るＡの立つ場所と筆者の立つ場所との間に隙間を開く。筆者はＡの立つ「今、ここ」から隔てられ、「過去」の衝突の記憶と「未来」の衝突の期待が交錯する「あちら」に立つことになる。しかし、Ａが振り返るとき、それは同時にＡが筆者をその視界に捕らえ、筆者をみずからの知覚の一部として所有するときでもある。それまではバスや地下鉄のミニチュア、砂という具象的な次元で融合していたＡと筆者は、ここにおいて、その融合の次元をAの内面へと変えるのである。

2 「一」から「二」へ

そして#12に至り、不意に「バスが砂を嫌がる」という出来事が生じる。それまで「一」であったはずの砂の内側から「バス」という個体が生じ、砂はバスに嫌がられる対象になる。ここに「バス」の「砂」からの分離、「バス」と「砂」の区別の生成を見て取ることができる。そしてやはりここにおいても、ここで生じたバスと砂の区別の生成が、バスと砂が単純に切り離され、まったく異なる二つのものになるのではないということは注意しておく必要がある。それは「嫌がる」という関係が結ばれることによる分離なのである。かつて「一」であったものの内側から砂とバスは分離し、それと同時に「砂」は「嫌がられる」という形で「バス」の内側へと新たに融合し、再び「一」になる。

この融合からの分離と結合の同時性を端的に示すものが、バスを床に移動させると同時にAが砂を床にばら撒いたという出来事である。砂が嫌がられるとき、砂は砂場の中へと閉じ込められ、隔てられるのではなく、それどころか、砂場を飛び出したバスが新たに降り立った世界全体へと、解放されるのである。そしてバスは、今や砂の中に融け込む匿名的な何ものかではなく、砂が融け込んだ世界を走る一台のバスになる。「一」なるものの内側に生じる分離は筆者とAの間でも着実に進む。すでに指摘した「衝突」と「振り返る」という動きが二人の間で生じたこと（#9）にもそれは示されているが、さらには#16において筆者がAの描いた「青いバス」を見ながらそれに対して〈赤いバス〉とまったく的外れな言葉を充ててしまうという出来事から、それはよりいっそう明らかになる。

初回、「青い車」という言葉においてぴったりと一致したはずのAと筆者であったが、ここで筆者はAの描いた青色のバスを目にしながら、〈赤〉という正反対の色を口にする。ただ言葉〈音〉を模倣し合っているとき、そこに抵抗のようなものが生じず、Aと筆者の区別が存在しようもなかったことに比べ、「青」と〈赤〉は同じ色彩でありながらも正反対の意味をもって対立する。そしてAの「ちがうでしょ！」という否定は「青」と〈赤〉という対立物の間に関係を結ぶ。最終的にAが「青」を表明することに変わりはないのだが、初回のそれが純粋な「青」以外の何ものでもなかったことに対し、ここでのそれには〈赤〉が混じっている。それは「赤ではなく青」という、その内側に差異を含む「青」である。

３　終わりのない作業

混色のプロセスはさらに続く。Aは「黄／緑」色の絵の具を手に取り、さらにそれを水に溶かして液状にする。すべてが区別なく融け込んだ「一」なる混合物の創造である。そしてAはそれをAと筆者それぞれのコップに注ぐという分離の作業を試みるが、ここでその作業が達成されることはない。それどころかその混合物はコップをあふれだして床にこぼれ、プレイルーム中にばら撒かれ、さらに「黄／緑」が溶かしこまれる。そこでは融合の作業がいっそう徹底的に進められるのである。そしてその「一」なる混合物がAと筆者それぞれのコップにしっかりと分離されるのは、その翌週である。翌週、それぞれのコップに注がれた「お茶」はAと筆者それぞれの体内に個別に摂取され、今度こそ、二度と元に戻りようもなく分離する。

しかしこの分離は、透明の水と黄緑の絵の具という元の形に分離するということを意味しないのは当然ながら、何らかの「終点」でさえもない。混合物は混合物のままにAと筆者の体内という新たな場所に融合し、「一」であり続ける。ここで読み取ることのできる大きな変化は、その「一」が実現される場所が「水筒」や「プレイルーム」からAと筆者の「身体」というより個人的な、互いに独立したものになったということにほかならない。

これまでにもAと筆者やバスと砂の間で生じたこととしてくり返し見てきたように、融合と分離の動きを切り離して捉えることは決してできないということがここで明確になる。インテークの検討からは退室という契機によってAの融合的な世界に亀裂が入り、一つの「終点」が明確にされることの重要性を指摘したが、それによって限定される空間の内側で展開する作業においては、一つの「終点」を特定することができないのである。砂や筆者が物理的な次元から内的なイメージの次元へと存在の位相を変えるように、「お茶」が水筒、プレイルーム全体、コップ、さらには体内へとその位相を変えて浸透し続けるように、そこでは分離と融合の動きに従って、その都度の位相の変化がくり返されていく。そこで繰り広げられることは、水平にぐるぐると表面をめぐり続ける動きでないばかりか、一つの「終点」が明確にされるような単純な線形の動きでもなく、一つの「終点」が新たな「始点」となって内へ内へと展開していくような作業である。

五　固有性の確立

それでも砂やバス、筆者とAとの関係において、次第にその分離が決定的なものになっていく様子を読み取ることはできる。「お茶」をみずからの体内に摂取したことからもうかがわれるように、Aは固有の身体をもつ存在として自分自身を確立していく。ここからはAのプレイセラピーの後半に当たるセッションからいくつかのエピソードを提示し、Aの固有性の獲得がどのように示されるのかという点について検討を加えていきたい。

【#18】

Aは「だっだーん！　だっだーん！」と言いながら、高く積まれたカラーブロックの上に仁王立ちになってブロックを床に落としていく。足元の安定が悪くなり、Aは転げてブロックに埋もれる。「Aくんつかまっちゃったー、Aくんつかまっちゃったー」と何度もくり返した後、Aは再びブロックの山を這い上がって仁王立ちになり、「だっだーん！　だっだーん！」とブロックを崩してまた転げる。「A君つかまっちゃったー」。Aが「助けて、おもちゃのお部屋のせんせー！」と言うのでセラピストが〈ここにつかまってー！〉と手を差し出すが、Aはそれには応じず「おもちゃのお部屋のせんせー！　たすけてー！　A君つかまっちゃったー！」とくり返す。

退室時には「イヤーッ」と一声叫んでプレイルーム内をたーっと走った後、自分から靴をはく。ドアを出る直前に振り返り、砂場にがつんと片足を突っ込んで足跡をつける。

【#20】

Aがトンネルに目を留め、「Aくんこれで遊びたい！」と言う。セラピストがトンネルを伸ばすとAは大喜びで、てけてけっと走ってトンネルをくぐりぬけて出てくる。「おもちゃのお部屋のせんせもはいって！」と言われ、セラピストもAの後を追ってトンネルに入る。Aがパッと向きを変えてセラピストの指をガブッと噛む。〈いてーっ！〉。Aはきつくきつく噛んで離さない。セラピストの指にはくっきりとAの歯形が残る。

【#23】

Aがバスのミニチュア二台を持ってトンネルの中に入り、「しめてください！」とセラピストに両端を塞がせる。セラピストが外から〈Aくんどこー〉と言うと、Aが中できゃっきゃと笑う。〈いたー〉とセラピストはAを見つけるが、トンネル越しなのでAがよく見えない。〈Aくん、あれー？　よく見えないよ〉と言うと、Aも「Aくんもせんせよく見えないね！」と言う。「せんせも入って来て！」と言われ、セラピストがトンネルの中に入るとAがすかさず「しめて！」。セラピストがトンネルの端を塞ぐ。〈閉じ込められたー〉「たすけてー！　誰かたすけてー！」と二人で助けを求めて叫ぶ。やがて「だれもいない」〈いないねぇ〉「パパちゃん来ないねぇ」。

【#26】

Aがプレイルームにあるものとおそろいの二両連結の地下鉄とバスを持参している。Aはプレイルームの地下鉄をセラピストに渡し、自分の持っている地下鉄を指して「これは？」と尋ねる。〈次の電車？〉「ちがうでしょ！　これは？」〈……A君の電車？〉に納得する。地下鉄を持ってAが「がたんごととん！　がたんごととん！」と走る。セラピストがじっとしているとAが振り返り、「おもちゃのお部屋のせんせ、がたんごととんって追いかけて！」と言う。セラピストは地下鉄を持ってAの後を追う。

【#27】

〈A君、あとここに来れるの二回なんだよ〉「またねって言って」〈…うん、またね〉「またおいでね、いつでもおいでねって言って！」〈A君、またおいでね〉「おもちゃのお部屋のせんせ、Aくんすごく……」とセラピストには聞き取れない何かを言いながらAはドアを開けて退室する。

【最終回（#29）】

トンネルの中にAが一人で入り、「しめて！」と言う。セラピストが両端を塞いでプレイルームを見回し〈A君はー？〉と言うと、Aが「ここだよー」とトンネルの中から合図する。〈いたー、ここかー〉「おもちゃのお部屋のせんせいないよー」〈いるよーここだよー〉とトンネル越しに顔を近づけ合う。

時間になり〈A君、時間が来た〉とセラピストが言うと、Aはぴたりと動きを止めてじっとセラピストを見つめる。セラピストが〈おしまい〉と言うとAはてくてくとセラピストに歩み寄ってセラピストを緩く抱きしめてからセラピストの膝に座る。少ししてからセラピストが〈A君、行こう〉と言い、退室する。退室後、母親から『さよならは？』と促されてAが背中を向けたまま「ばいばい」と言う。母親が『ありがとうでしょ？』と言うとAが振り返って「ありがとう」。セラピストが思わず〈うん、またね〉と言ってしまい、慌てて〈またねじゃないや〉と訂正すると、Aが「どういたしまして、また今度ねでしょ！」と真剣な顔で怒る。〈うん、どういたしまして、また今度ね〉と言って別れる。

1「遊び」の始まり

#18、Aは積み木の上に立ち、その足元をみずから崩し、そこに裂け目を作り出す。そしてAはその裂け目にみずから落ちる。これこそが、Aがかつて Aを飲みこんでいた「一」なる融合的な世界を後にしたことを端的に示す、象徴的な遊びであると考えられる。

インテークの退室時のAがまさに体験したように、自他の区別のない融合的な世界に切れ目が入るとき、すなわちそれまで「一」であった世界が引き裂かれるとき、そこには激しい痛みが伴い、地割れの音のようなすさまじい叫び声が生じる。そしてそこではその循環する、切れ目のない世界に切れ目を入れること、二度と元に戻すことのできない切断を達成する作業が必要とされるということは先に見た通りである。しかしここに至って、Aはみずから裂け目を作り出し、みずからそこにはまる。Aは今や、裂け目の生成の瞬間を過去のものとして、主体的な遊びとして、再現するのである。そこにいるのは裂け目の生成と同時にこの世に産み落とされ、泣き叫ぶAではなく、裂け目の生成とそこへの落下を「演じる」Aである。Aは筆者に助けを求めながらも実際に筆者の手を取りはせず、裂け目から救出されることではなく、ただその裂け目に捕らえられるその瞬間の重要性、すなわちAがこの世界に産み落とされたその瞬間を再演することの重要性を示す。さらにAはその同じセッションにおいて砂の外側に立ち、そこから砂にしっかりと足跡を刻みつけ、「砂」によって媒介されていた一つの融合的な世界を確かに後にしたということを明らかにする。

Aの固有性の確立は、#26においてもうかがい知ることができる。かつて筆者が追いかけたことによって初めてAが筆者の存在に気づき、背後を振り返ったこと（#4、#9）とは対照的に、ここでは筆者がAを追いかけていないにもかかわらず、Aは自発的に振り返って筆者を招く。筆者は「あちら」にいるはずの存在としてすでにAの内側に存在しており、現実的な筆者の存在や筆者がAを追いかけるという動きが、Aが背後を振り返るための契機として必要とされることはもはやない。ここで期待されていることは生々しい「衝突」の瞬間そのものの経験ではなく、追いかけっこという「遊び」である。地下鉄が「次の電車」ではなく「A君の電車」になる（#26）ことからも明らかであるが、Aはすでに電車を所有する（あるいは乗車する）「私」としてある。

２「表面」から「内面」へ

＃20、Ａは「Ａくんこれで遊びたい！」と高らかに宣言し、「トンネル遊び」を始める。トンネルの中でＡは筆者の指にきつく噛みつく（＃20）が、それはＡが砂に足跡を残したこと（＃18）と同様、Ａが筆者との融合的な世界をすでに後にしているということを示す。筆者と切り離された存在だからこそ、Ａは筆者に噛みつき、そこに歯形という「私」の痕跡を残すことも可能なのである。そしてＡが筆者に与える痛みや歯形もやがては消え、そこに残るものは何もない。そこで大切にされるべきことは、その痛みが否応なくもたらす「今、ここ」のリアリティであり、噛みつくという行為が示す両者の決定的な分離という事実にほかならないのだろう。Ａと筆者は狭いトンネルの内側に閉じ込められはするものの、もはやそこに融合的な関係を見て取るべきではない。

Ａの固有性の確立、筆者との分離という事実は、トンネルを使ってＡが繰り広げた「いないいないばあ」の遊びからも明らかである。それは「いるけれどもいない」という状況を演じて楽しむ遊びであり、「他者」がＡの内にイメージとしてすでに獲得されていることを必要とする。Ａがそのような遊びを展開したことはＡがすでに象徴的な次元に開かれているということを意味し、トンネルの「内」と「外」に分かれて「いないいないばあ」をくり返しながら、Ａと筆者の区別もまた、次第に確固たるものにされていく。

さらに、最終回を目前にして、Ａは筆者に聞き取ることのできない言葉を発するようになる。そして筆者はその聞き取れない言葉に対して、インテークのときにそうであったようにＡに聞き返し、その言葉を共有しようとすることはなく、聞き取れない言葉を聞き取れないままにしている。ここで筆者は、言わばＡの言葉を受け止めることに失敗するのだが、ここでは筆者がＡの言葉を聞き取ることができないということこそ、Ａと筆者の別れを前に決定的に重要な出来事であったと考えられる。

「青い車」に始まり、「かーんかーんかーん」「わしゃしゃしゃー」といった音を模倣し合っているとき、そこでは音の「表面」そのものがぴったりと一致することが重要であった。しかし「おもちゃのお部屋のせんせ、Aくんすごく……」と語られるそこには明らかにAの個人的な内容が込められていると言える。ここで筆者が聞き取ることのできなかったAの言葉が示していることは、A固有の「内面」という奥行きの生成である。それは筆者がかつてのようにぴったりと聞き取ることができないためにこそ、ほかならないA自身の内側にとどまり、Aの「内面」を構成することになる。それを聞き取ることのできない筆者は、もはやAにとっての異質な他者である。

3「次の約束」

#27、Aは筆者がプレイセラピーの残りの回数を伝えたことを受けて「またねって言って」と言い、Aがすべてをわかっているのだと感じた筆者はAに〈またね〉と応じる。インテークの検討において、プレイルームからの退室に抵抗し、泣き叫ぶAに対しても「次の約束」に重点を置くことなく、ただその退室を促すことが重要であると考えた。Aの退室渋りは、延々と循環する線路の上を「次の電車」が走り続ける世界に裂け目が入り、一つの明確な「終点」とAの「私」が誕生しようとしていることを示すと考えられたためである。しかしそのような対応に比して、ここで行われた「またね」〈またね〉というやりとりはAと筆者が「次の約束」を交わしたということであり、分離を徹底するやりとりとは言いがたい。事例の検討の最後に、このようなAと筆者の別れ方についても考えておく必要があると思われる。これは果たして筆者とAの分離が徹底されなかったということを意味しているのだろうか。

先に検討したように、インテークの段階ではAの世界に「今、ここ」が「次」であるという「在」と「不在」

の反転が読み取れた。すべてが「次」であるその世界において、わざわざ「次の約束」を交わすことに意味を見出すことはできない。そこではむしろ「今、ここ」のリアリティを体験し、「次」に連鎖することのない「今、ここ」を他から徹底的に切り分ける作業が進められなくてはならなかった。しかしAが手にしている電車が「次の電車」ではなく「A君の電車」（#26）になった今、「次」は新たな意味をもちはじめている。すなわち、今や「次の電車」はAが乗ると同時に必然的に「A君の電車」になるため、「次の電車」は「今、ここ」に到着しないことによってのみ存在しうる「不在」にしっかりと位置付けられるのである。Aがその存在の固有性を確立し、不在であった「私」が「今、ここ」における「在」になると同時に、今度は「次」こそが、「不在」としてしか存在しえない「あちら」へと送り出される。

そして当然のことながら、「次」が現実的に実現しない今になって交わされる「次の約束」にも、単純な意味を見出すことはできない。なぜならそれは、本来「約束」という行為が開くはずの「次」の可能性を開くことのない約束だからである。なぜ、「次」が実現しない今、あえて「次の約束」が交わされなくてはならなかったのか。

はじめ「次の電車」が「今、ここ」にあるはずの「この電車」のリアリティを奪い、「次」が延々と存在し続ける「不在の在」という矛盾した世界をプレイルームに実現していたのとは違い、ここでの「次の約束」は決して「今、ここ」にもたらされることのない「次」を約束する言葉として、それ自体の内側に矛盾を抱え込むことになる。それは、それによってみずから「次」を創り出し、同時に「次」の不在を確認する、それ自体で完結したやりとりなのである。つまりここで交わされた「次の約束」は、その内側へと「次」を閉じ込め、Aと筆者のもとから「次を」奪い去る。それは現実的な再会へと向けられた希望のようなものとして重要なわけではない。それどころか、それはもはやAと筆者に「次」はなく、Aと筆者が一つの「終点」

に立っているのだということを決定的に明示し、Aと筆者の間に「今、ここ」のリアリティだけを残すのである。このように、それがAと筆者との、決して「次」に連鎖することのない「今、ここ」での最後の出会いをもたらしたという意味において、「次」のない「今、ここ」で交わされた「次の約束」は重要であったのだと考えられる。

六　結語

発達障害の子どもたちへの関わりとして、現在、TEACCH（Treatment and Education of Autistic and related Communication handicapped Children）に代表されるような療育的アプローチが主流を占めていることに端的に表れているが、発達障害の子どもたちに対しては明確な枠組みを設定し、何かを教える、あるいは適応へと導くという、セラピスト（療育者）と子どもとの間の非対称の構造が布置されやすい。それは本稿の初めにもふれたように、従来のプレイセラピーが内包していた「物語」を期待する姿勢を放棄したことの一つの現れとして理解することもできるだろう。しかしながら、本稿で筆者が論じてきたようなプレイセラピーのあり方は、そのまったく逆を行く。「物語」や「内面」を期待することをやめ、子どもの主体性を前提とすることもやめ、従来プレイセラピーの枠組みそれ自体に期待されてきた「構造化」の力を疑い、それでもなお、その世界に積極的に参入していく。「私」が「私」としてあるより以前の、ただ循環する匿名的な世界にセラピストと子どもが共に融け込むのである。

そして本事例が示したことは、その融合的な世界にはやがてその内側からおのずと分離が生じ、「内と外」や「始点と終点」といった差異が形成されるということである。その差異化の作業は決して単純に捉えきれるものではなく、分離でありながら新たな次元においての融合でもあるといったような矛盾をはらみ、そのとき、セラピストは激しく表出される苦痛や「嫌だ」という感覚を一つの固有性の獲得の現れとして賞賛し、ものが収まっていくことよりは徹底的に拡散することを見届けなくてはならないといった、なかば倒錯的な思考を実践しなくてはならない。しかしそうした作業を通じてこそ、発達障害の子どもの世界に差異が明確な形で形成され、彼らの「内面」が次第に充実し、象徴的な遊びの生じる余地も生じる。そしてすべてが匿名的に融合していた「一」なる世界は一つの終焉を迎え、彼らはみずからの内側に一つの世界を抱え込む一人の「私」として、この世界に誕生するのだと考えられる。

第四章　大人の発達障害への心理療法的アプローチ
――発達障害は張り子の羊の夢を見るか？

田中康裕

一　はじめに

『アンドロイドは電気羊の夢を見るか？ *Do Androids Dream of Electric Sheep?*』[1]（一九六八）は、第三次世界大戦後の近未来を描いたフィリップ・K・ディック（Philip K. Dick）のSF小説である。この小説の中で、「人工の電気羊」しかもっていなかった主人公リック・デッカードは、放射能で汚染された当時の地球で高い地位の象徴となっていた「本物の動物」を手に入れるため、火星から逃亡してきたアンドロイド八人の首にかけられた莫大な懸賞金を狙って、決死の狩りを始める。この小説を原作として、リドリー・スコット（Ridley Scott）が制作した映画『ブレードランナー *Blade Runner*』[2]（一九八二）に見事に描かれていたように、「人間」によって精巧につくられた「レプリカント」と呼ばれるアンドロイドは、さまざまなことを学習するだけでなく、移植されたものではあるが、過去の記憶をもち、さらには人としての感情までもっている。そして、最後には、主人公はレプリカントのレイチェルと愛し合い、いつ尽きるか知る由もない「寿命」という意味での限られた生を共にすべく旅に出る。その意味では、ディックの原作のタイトル「アンドロイドは電気羊の夢を見るか？」は、それに対してわれわれが"No"と答えるべき問いかけなのだろう。

では、本章の副題「発達障害は張り子の羊の夢を見るか？」という問いかけに対してはどうだろうか。われわれはやはり、これに対して"No"と答えるのだろうか。

「張り子の羊」の意味は後々明らかになるとして、実のところ、この問いはひどくトリッキーである。以前にも述べたように、発達障害の本質が「遅れやバラつきも含めた精神発達のかたより」であり、そのような発達障害性は、いわゆる定型発達者の精神生活においても時に垣間見られるものであるとするなら、当然、発達障害は、定型発達から非定型発達までに至る「スペクトラム」の中に位置づけられることになる。つまり、先に述べた「本物の動物」と「人工の電気羊」との関係や、「人間」と「レプリカント」との関係のように、どちらかが本物でどちらかが偽物という関係性は、非発達障害と発達障害の間には成立せず、それゆえ、先の問いかけに対する答えは、"No"ではなく、やはり"Yes"でなければならないのだ。

彼らは彼ら独自の心的世界をもち、彼ら独自の夢を見る。われわれ心理臨床家はまずもってそれを知らなければならないのだろう。なぜなら、そのことによって、われわれは、自分たちが「通常」と見なしている心的世界のあり方を相対化する契機をも与えられるからだ。さらに言えば、われわれが「通常」とか「定型」とか思い込んでいるものはたいていの場合、一昔前の「スタンダード」であり、日々刻々と変化していく人間の存在様式に即応しているわけではない。その意味では、第八章でも述べるように、発達障害化しているとも言える現代社会[4]において、むしろわれわれは、彼らを通して、新しい時代精神の動きを感得することができるとさえ言えるのである。

二　サイコロジカル・マインドのない患者群――大人の軽度発達障害と「重ね着症候群」

1 不完全なレプリカント

ある日、筆者のもとに、ある精神科医の紹介で、一人のアンドロイドのような女性Aが来談した。『ブレードランナー』に登場するレプリカントたちとは違って、入室時から彼女の体の動きはひどく不自然でスムーズさを欠いていた。手足と胴体の動きがバラバラでうまく同調せず、話している最中も、（口は動いているので）表情の動きは多少あるものの、体の動きはほとんど見られない。とりわけ、両手はまったく動きがなく、面接の時間中、わずかに震えながら両膝の上に少し浮かされたままだった。

Aを紹介してきた精神科医による診断は「境界性人格障害」で、彼女は大学院を修了後、ある企業に就職したものの一年ほどで出社できなくなり、その後も復職・休職を約二年にわたってくり返していた。おそらく、薬物療法に対する反応も芳しくなく、この間に過量服薬が数度、自傷行為もときおり見られたので、そのような診断が下されたのだろう。

もうすぐ就業規則に定められた休職期間が終わり、このままでは退職せざるをえないという切迫した状況であるにもかかわらず、心理療法開始当初、彼女の語りには苦慮感が乏しく、入社し研修期間を終えてほどなく休職するに至ったことへの罪悪感や、このような現状にあって復職せざるをえないことをめぐる内的葛藤について語られることはなかった。

そんな彼女が面接の中で熱心に語ったのが、「化粧」のことである。彼女は毎朝スキンケアに多くの時間を費やし、お気に入りのメーカーの化粧品をコレクションするのが、何よりの楽しみだった。日々完璧に、スキンケアをし、筋トレをし、そして散歩をする。毎月のはじめには、彼女はこれらのプログラムを完璧にこなせる日々をスタートさせようと決意し、「これから私のパーフェクト・デイズが始まる」と思うのだという。

これが、不完全なレプリカントの「パーフェクト・デイズ」である。筆者はこのような話を聴きながら、「内面」や「深層」の欠如した「表面」や「表層」しかない世界に生きる彼女に思いをめぐらせていた。以下は、そのようなおりに彼女が報告した最初の夢である。

【夢】

ピーターパンのように空を飛んでいる。低空飛行で店の中を。あまり高級そうではないスーパーマーケットのような店で、私は従業員として働いているようだ。

この夢の報告を受けた際の筆者の素朴な反応は、「働いているんだから、飛んでないでちゃんと歩こうよ」というものだったので、「何しに飛んでるんですか？」と彼女に尋ねてみた。すると、彼女は「素早く移動するために飛んでるみたいなんですが、皆は普通に歩いているので、かえって移動しづらいんです」と応えた。本物のレプリカントは空を飛ばない、あるいは、必要のないときに自身の特殊能力をむやみに見せたりはしない。彼女はやはり不完全なレプリカントである。彼女はその後復職するが、筆者はこの夢から彼女が「働く」ことの難しさを改めて痛感していた。

2 サイコロジカル・マインド?

Aのような事例はおそらく、衣笠が言う「重ね着症候群」に該当するのだろう。おおまかに言えば、「重ね着症候群」は、「中核」に非常に軽度の高機能発達障害があり、それがさまざまな病態の「衣」をまとっているもので、その定義は以下の通りである。

①初診時一八歳以上(広義には一六歳以上)、そのときに初めて背景の発達障害が発見された者。②知的障害は認められない(IQ八五以上)。③初診時の主訴は多彩で、ほとんどの精神疾患を網羅している。④これら多彩な臨床症状の背景に、高機能広汎性発達障害が潜伏している。⑤高知能などのために課題達成能力が高く、就学時代は発達障害とはみなされていない。⑥一部に、児童期・思春期に不登校や神経症などの既往があるが、発達障害を疑われたことはない。[5][6]

衣笠は、このような「重ね着症候群」と呼ばれる患者群の特徴として、「サイコロジカル・マインド」の欠如を挙げ、「分析的精神療法の対象としては積極的には選択せず、支持的ガイダンスや薬物療法などを中心にした治療法を選択したほうがいい」(六〇頁)と述べた上で、その鑑別診断の重要性を主張している。[7]では、衣笠が発達障害に欠如していると言う「サイコロジカル・マインド」とはいったいどのようなものなのだろうか。

このことは、「重ね着症候群」と診断された患者群で「あえて分析的精神療法の対象とする場合」の条件として衣笠が挙げている事柄から推察しうる。すなわち、衣笠はその条件として、十分に機能する「夢を見る能力」「象徴機能」「想像機能」の三つを挙げ、さらに、対象となりうる患者は、認知機能の歪みを中心にした「自閉的パーソナリティ部分」に加えて、「正常なパーソナリティ部分」と種々の症状形成に関係する「病理的パーソナリティ部分」をもっていなければならないという。(8)

第八章でもふれるように、(9) 各々の部分からなる一個の統一体という対象関係論的な「人格」概念、あるいは人とはそうあるべきという人間観は、一九八〇年代から九〇年代にかけて、「多重人格」によってお払い箱にされたと筆者は考えているが、精神分析はここに至っても、発達障害に対してそれを維持しようとしている。その意味で、分析的精神療法の対象となるためには、病的か正常かはともかく、ある一定のまとまりをもった「人格」をもち、方向性の是非はともかく、何事かに「主体性」をもって取り組み、中身の妥当性はともかく、夢なども含めた感情や観念が保持されうる「器」としての「内面性」が成立していることが必要だということである。

このような「サイコロジカル・マインド」の概念には、従来の心理療法が想定していた「患者」のあり方がよく示されている。しかしながら、実際に発達障害という「現実」を前にしながら、「ないものねだり」をし続け、精神分析、あるいは心理療法自身が変わろうとしないなら、それもまた、ある種の「逃避」であると断じられても致し方ないのではなかろうか。その意味で、心理療法は今や、「人格」「主体性」「内面性」を当たり前の前提とすることをやめ、第一章では「主体の欠如」として述べられた、「自分がない」という「自分」のあり方やそのような体験に開かれなければならない。そうでなければ、心理療法は、第八章で述べるような「治療でない治療」として自身を実現することはできないだろう。そして、そのためにはまず、〝「サイコロジカル・マインドのない患者」たちのマインド〟についてよく知る必要があるように筆者には思えるのだ。

三　「サイコロジカル・マインドのない患者」たちのマインド

筆者は以前、「成人の発達障害の心理療法」[10]という論考の中で、発達障害の心的世界を、〝「自分のなさ」「空っぽさ」とそれゆえの捉えがたさ〟と〝「干渉されやすさ」と「欠損感」〟の二点から素描した。本節では、それをより分化させ、さらに付加する形で、別の臨床素材も織り交ぜながら、〝実なき「張り子」の世界の住人〟〝いかんともしがたい「産まれがたさ」——永遠の胎内在留願望〟〝「超えられなさ」と「際限のなさ」〟の三点から、〝「サイコロジカル・マインドのない患者」たちのマインド〟について論じたい。

1　実なき「張り子」の世界の住人

「重ね着症候群」といった概念化がなされることからもわかるように、大人の発達障害、特に「高機能」「軽度」と言われるクライエントのあり方やその訴えは表面的に見ると、時に神経症的、時に人格障害的、時に精神病的であり、非常に捉えがたいゆえ、当初はそれと診断されないことも多い。彼らの「中核」は「空っぽ」で、そのように「自分がない」からこそ、表面上はさまざまな「衣」をまとわざるをえないのである。

先に紹介したAも、精神科医による診断は「境界性人格障害」であった。このように、「〜人格障害」と診断されるクライエントは少なくなく、以前にも紹介した三〇代前半の男性Bもそのような事例である。[11]

Bは、大学卒業後、ある企業に技術職として採用された。知的能力に比して仕事では成果が上がらず、職場での適応は芳しいものではなかった。学生時代には心理療法も受けたが、就職後は薬物療法が中心となっており、筆者のもとに紹介されてきた際の精神科医による診断は、「統合失調型人格障害」であった。彼は、上司との関係が悪くなる度に、「乗っているはずのない新幹線に上司が乗っていて、自分のことをデッキから見張っていた」といった非常に直接的な内容の被害妄想が発現し、本人、あるいは上司が異動になるとそれは途端に消失した。このように、一過性に幻覚妄想状態に陥ることから、主治医は先のような診断を下したのだろうが、その状態像の変化は、「反応性」ということを考慮に入れたとしても、人格に根ざしたものと呼ぶには、あまりにも表面的で状況依存的であり、その妄想内容も、妄想と呼ぶには、あまりにも直接的なものであるように思われた。

　このように、妄想などの症状さえも急速に変化する点は、「重ね着症候群」の特徴として衣笠も指摘するところであり、[12] 彼らの「自分のなさ」をよく表している。たとえ歪《いびつ》であったとしても「自分」があるからこそ、「症状」は本人のあり方を心理学的に反映するような意味や象徴性をもちうる。しかし、「自分」のない発達障害のクライエントは、ある特定の「症状」をもち続けることが難しく、しかも彼らの呈する、移ろいやすい「症状」は、その意味に対するわれわれセラピストの心理学的な読みを挫くようなところがある。

　このようなセラピストの心理学的な読みを挫く感じは、発達障害のクライエントが前思春期から思春期の頃に呈する強迫症状についても言え、われわれセラピストは、彼らの不潔恐怖や洗浄強迫が、同年代の強迫神経症者のそれとは異なり、自らの性的衝動との内的葛藤に由来していると言うよりもむしろ、教師や友人、親も含めた彼らの対人関係などのいわゆる外的事象に端を発することが多いということをよく認識しておかなければならない。その意味で、彼らの「症状」は内的な根拠をもち合わせておらず、だからこそ、Ｂの妄想について述べたように、あっさりと消失したりもするのである。

　具体例を挙げると、「強迫神経症」との精神科医の診断で、筆者のもとに来談した一〇代後半の男子Ｃは、「小学校の頃、自分をいじめていた同級生に触られた」ことを端緒として、中学二年生の二学期頃から強烈な不潔恐怖を呈し不登校状態に陥った。中学卒業後もその同級生が住んでいる地域は車でしか通ることができず、さらにそのような「汚染地域」は徐々に拡大し、ついには地区全域となり、車でしか外出ができなくなる。しかし、心理療法を開始して約二年を経た頃、さしたる前触れもきっかけもなく、あれほど車以外での外出を嫌がっていたCが自転車でフリースクールに通い始め、校外学習の際には電車やバスにも乗れるようになった。筆者がその理由を尋ねたときのCの応えは、「そんなことばかりも言っていられないから」というものだった。

このように、最初に紹介したAに限らず、発達障害のクライエントは、「内面」や「深層」のない「表面」や「表層」だけの「張り子」の世界に生きている。そして、そんな世界に生きているAだからこそ、毎朝の「スキンケア」は何よりも重要であり、「筋トレ」は欠かすことのできない日課となる。彼女はひたすら、自身の「肌」に磨きをかけ、「筋肉」を鍛えることでしか、自分が自分であるという感覚を維持することができない。また、この文脈で言えば、彼女の「化粧品」のコレクションはまさに、世界に散逸した「自分」の断片を拾い集めるような作業であり、彼女が好んでコレクションした化粧品の「ブランド」は、そのように断片化した「自分」を外在的に束ねるものだったのだろう。このような世界に散逸し断片化した「自分」を拾い集める作業や束ねる対象のあり方は、子どもの事例ではあるが、第一章でも紹介された山中の論文[13]にすでによく示されている。

また、今述べたように、「張り子」の世界に生きている発達障害のクライエントは、外的な事象に直接的な形で干渉を受けやすい。事例Cで述べた症状発現の発端にもそのような傾向は見て取れる。「汚染地域」は際限なく広がっていき、あるところで何事もなかったかのように消失する。筆者は以前、このような症状や問題のあり方を、自らの内側に中心をもたない「波紋型」という言葉で表した[14]。

このような彼らの外的事象による「干渉されやすさ」は、以下に紹介するような面接経過中のエピソードにもよく示されている。

二〇代前半の男性Dは来院当初、無気力や無関心といったいわゆる陰性症状の存在を主たる理由に「統合失調症」と診断されていた。筆者自身は軽度発達障害を疑っており、心理療法開始当初は、母親の強い希望もあり、本人・母親の順で母子継時面接が行われた。その間、本人は面接の中で不自然なまでに延々と母親に対する不平不満を述べ立てていたのだが、心理療法を開始して二ヵ月ほど経ったある日、母親が所用でどうしても来談できず、本人とだけ会うことになった。そのセッションでは、本人はそれまでとは打って変わって母親については一切ふれず、まったく違う次元（自分の趣味や夢）の話を始めたので、筆者はそれに少なからず驚かされた。

その後、この事例では、母親面接を他のセラピストに依頼するのではなく、基本的には本人とだけ会う方向にシフトしていったのだが、このように、外側の面接形態によってさえも彼らがセッションの内側で語る内容は干渉を受けうる。

このように、彼らの受け答えや物事への反応は、非常に表面的で、ある種オートマティックであり、そのような「自分のなさ」のゆえ、どこまでも「相手や状況に合わせる」ことができる。「合わせる」と言うと、ある種の能動性がそこに介在しているかのようであるが、まさに彼らは「相手や状況に干渉される」のである。

このことは、彼らがいわゆる「ＫＹ（空気が読めない）」であることと矛盾しているように思われるかもしれない。しかし、彼らが合わせているあるいは干渉されているのは、あくまでも物事や事態の「表面」である。「空気」というのは、字義通りのものの「行間」や「背後」に流れているものであるゆえ、彼らはそこにふれることはできない。以前に述べた彼らが「びっくりする」というのもこの文脈から理解することができるだろう。たとえば、先に紹介したBは「(職場や宴席で) 突然~されてびっくりしました」とよく口にした。仕事の流れや宴席という場を考慮に入れれば、何ら唐突ではないように思える上司や同僚からの働きかけが、Bを「びっくり」させるのだ。[15] 彼らは、「表面」は状況に合わせていても、それに伴って準備されていいはずの「内面」を決してもち合わせていない。また、彼らが「比喩」を理解しえないのも、ここまでに述べてきたように、彼らが「表面」や「表層」しかない「張り子」の世界の住人であることと深く関わっている。

2 いかんともしがたい「産まれがたさ」――永遠の胎内在留願望

すでにいくつかの事例に対するコメントの中でも述べたが、[16][17] 発達障害のクライエントが「表面」や「表層」しかない「張り子」の世界に住まわざるをえない背景には、以下に述べるような、彼らの「永遠の胎内在留願望」があるように思える。それを「願望」と呼んでいいのかさえも疑問であるが、ともかく彼らは、〝いかんともしがたい「産まれがたさ」〟を抱えているのだ。

このような彼らの「産まれがたさ」を考える上では、ギーゲリッヒの発達論[18]が非常に示唆的である。彼によれば、生物学的な誕生とは別に、新生児が本当にこの世界に参入するためには、すなわち、心的に誕生するためには、自身の概念に対する準拠枠が必要であり、その概念の「偶有的な運び手 (accidental carrier)」となる人物に自分自身をつなぎ止める必要があるという。この文脈で言えば、発達障害のクライエントはまさに、「生物学的誕生」以後「心的誕生」以前の状態、すなわち、主体の確立 (そこでは、自身が自身の概念の「運び手」になる必要がある) としての「心理学的誕生」からははるかに遠い状態にあることがよくわかる。

たとえば、自閉症児の発達的な特徴として、「人見知りがない」「母親の後追いをしない」「視線が合わない」などがしばしば挙げられるが、これらは、今述べたように、彼らが「心的誕生」を果たしていないことを考慮に入れると、至極当然のことのように思われる。そのような彼らには、そんなことができるはずもないし、する必要もない。いまだ心的に生まれていない彼らは、自身の概念に対する準拠枠を、そして、その「偶有的な運び手」をいまだ見出せてはいないのである。

そして、このような「産まれがたさ」は、大人の発達障害のクライエントにおいてもさまざまな形で表現される。先にも紹介したDの事例に示されているような母親との奇妙なつながりもその一例であろうが、そのような目に見える形だけでなく、彼らはそこかしこにうまい具合に「子宮」をつくり出す。

Eは二〇代後半の男性である。筆者のもとに彼を紹介してきた精神科医による診断は、「抑うつ神経症」だった。高卒後、アルバイトを転々とするがどれも長続きはせず、心理療法が開始された後も、彼は休日になると、パチンコ店に入り浸り、それはその月にもらったアルバイトの給料が底をつくまで続いた。このようなEの状態は、一般に「パチンコ依存」と呼ばれるものとは明確に異なっており、所持金が底をつけば、彼にはそれ以上借金してまでパチンコをし続けたいという欲求はなかった。否、そのような欲求さえなかったと言うほうが適切かもしれない。Eは筆者に、「お金がなくなると、それ以上やらなくていいので、ある意味ホッとするんです」と語り、さらに「なので、先生（筆者）に給料を預かってもらえると助かるんですけど……」と言うので、それについてはお断りした。

Eだけでなく、発達障害のクライエントで、このように一見すると、「パチンコ依存」のような状態に陥る者は少なくない。E自身の言葉によれば、それはある種の「麻痺状態」である。パチンコ店は、さまざまな音やタバコのけむりが充満した世界であり、その中に彼らは包まれ埋没している。その意味で、彼らにとって、パチンコ店は「子宮」であり、そこに充満しているさまざまな音やタバコのけむりは「羊水」であるとも言えるだろう。

Fは、これとはまったく違う形でつくられた「子宮」にまどろんでいた発達障害のクライエントである。彼女は二〇代後半の会社員で、ある精神科医からの紹介で筆者のもとを訪れた。主治医による診断は「抑うつ神経症」で、数年間にわたってすでに薬物療法が行われていたが、さしたる効果はなく、いわゆる「低め安定」の状態が続いていた。

衣笠も指摘するように、(19) EやFに限らず、「難治性の慢性抑うつ状態」を呈する者の中には、「重ね着症候群」に該当する患者が多い。しかし、彼らが陥っているのはいわゆる「うつ状態」とは違っていて、筆者の臨床経験では、このような場合、薬物を服用することでかえって、それでなくても低い彼らの活動性や意欲がさらに低下し、日常生活を送ることの困難さがさらに増すような場合もあるので、われわれセラピストはこの点にも注意する必要がある。

彼女は、主治医が長年「抑うつ神経症」と診断して投薬し続けるだけのことはあって、筆者との面接の中でも、延々と「自己嫌悪」「罪悪感」「劣等感」について語った。神経症的な罪悪感は、その個人の内面にあらかじめ埋め込まれていて、普通に考えれば「申し訳ない」と思う必要のないような場面でも発動される。しかし、彼女の場合はそれとは少し違っていて、確かに「申し訳ない」とはよく口にするのだが、彼女は実際、そう思って然るべきであるようないわゆるケアレス・ミスを仕事上度々犯した。ほんの一例だが、海外出張の際、ある時にはパスポートを家に忘れて、また別の時には「何となく」（彼女はこのようにしか説明できない）時間に間に合わず、さらにまた別のときには出発時間を端から間違えていて、彼女はフライトをミスった。そして、このようなことが度重なっても、彼女にはそれを改めようとする気など毛頭ない様子なので、あるセッションで思い切って、「申し訳ない、自分はだめだってずっと言われてますけど、本当になおす気ありますか？」と尋ねてみた。すると、彼女はやや微笑みながら、「きっとないんだと思うんです」と。さらに筆者がめげずに「なおす気がないなら、どうして自分はだめだって言い続けるんでしょう？」と再度尋ねると、やや間を置いて、彼女は「きっとそのほうが楽なんです。想定内っていうか。それ以上ひどいことは起きないですから。そう言い続けてる限りは、守られてるっていうか、現実を見ないですむっていうか」と応えた。

それを言い募っている限りにおいてそこに包まれたままでいることができるという意味で、彼女は、「自己嫌悪」「罪悪感」「劣等感」といった一見すると心理学的に見えるものを新たな「子宮」としていた。そして、そのような彼女がよく口にした「死の不安」も、神経症者が抱えている「うまく生きられなさ」の隠蓑としての「死の不安」とは明らかに違っていた。彼女は確かにうまく生きられてはいなかったが、先にも述べたように、それを悔い改めようという気概には乏しく、どちらかと言えば、彼女自身もよく語ったように、「突き詰めて言えば、すべてが面倒臭いしどうでもいいんです」という思いがそこにはあったからだ。あるセッションで筆者が「Fさんのは、死ぬのが怖いというのとはちょっと違うように思うけど……」と尋ねると、彼女は「私はきっとこの世に産まれてきたということが認められないんだと思います」と応えた。

先にもギーゲリッヒの論を引いて述べたように、子どもか大人かにかかわらず、発達障害のクライエントは、「生物学的誕生」以後「心的誕生」以前の状態、すなわち、主体の確立としての「心理学的誕生」からははるかに遠い状態にある。第二章で述べられているように[20]、子どもの発達障害の心理療法の中で「融合」と「分離」の双方の局面が重要であるのは、彼らのこのような状態とも関わりが深い。発達障害、特に子どもの発達障害の心理療法では、セラピーそれ自体やセラピストが当初、彼らの自身の概念の「偶有的な運び手」とならざるをえない。しかしながら、彼らはこの「運び手」から離れて、自分自身が自身の概念の「運び手」となることではなく、むしろそのような状況自体を新たな「子宮」とし、セラピストとの「融合」した状態に常同的にとどまろうとする。だからこそ、彼らの主体が立ち上がる瞬間に立ち会うためには、「分離」という契機が非常に重要な意味をもつのだ。

大人の発達障害においてもこのことは同様である。大人の場合、彼らはむしろ、何らかの決まりきった関係の中で（例えば、「教える／教えられる」）、自身の概念の「偶有的な運び手」のままにセラピストを永遠にとどめようとする（もうこうなると、その「偶有性」は失われる）。だからこそ、以前に述べたように[21]、また、本節でのFとのやりとりの中でも示されているように、セラピストの側から主体を「ぶつける」ことが、セラピーの中で彼らの主体が立ち上がる瞬間に立ち会うための重要な契機となるのである。

このように、発達障害のクライエントが抱えている〝いかんともしがたい「産まれがたさ」〟には、「心的誕生」と「心理学的誕生」という二つの「誕生」がいまだなされていないことが含意されている。ここにこそ、発達障害の心理療法の難しさがあり、曲がりなりにも、「心的誕生」を経て、「心理学的誕生」に向かう途上で挫折した、すなわち、たとえ歪《いびつ》であったとしても「人格」「主体性」「内面性」といったものを搭載している個人を対象とした従来の心理療法との違いがあるのだ。

3 「超えられなさ」と「際限のなさ」

本章でここまでに述べてきた大人の発達障害のクライエントの「自分のなさ」「空っぽさ」は時に、統合失調症的な「脆さ」「壊れやすさ」と混同されやすいが、両者は実のところまったく異なっている。

おおまかに言えば、発達障害の「自分のなさ」は、前節で述べたように、最初から「自分」が成立する以前、「心的誕生」以前の状態にいるためのものであり、統合失調症的なそれは、発達のある時期になって、いったん出来上がった、あるいは出来上がりつつあった「自分」が何らかのきっかけで崩れてしまったことに由来しているからだ。後者が、「出立の病」[22]と呼ばれる所以もここにあるのだろう。

さらに言えば、「発症」や「治癒」という点でも、発達障害と統合失調症は異なっている。「発症」や「治癒」は共に、ある種の「超越」であるとも言えるが、本章の冒頭でも述べたように、発達障害の本質が「遅れやバラつきも含めた精神発達のかたより」であるなら、それは治るものでも治すものでもなく、その意味で、彼らは際限なく永遠に、同一の地平にとどまらざるをえない。また、ある見方をすれば、統合失調症者は「発症」、すなわち、病理の発現という形で「出立」を果たすのに対して、発達障害のクライエントはあくまでも「出立」できず、「発症」さえできないまま、産まれ出ないままの状態にとどまり続けようとするとも言えるだろう。

今述べたことをわかりやすく示すために、以下に二つの事例を呈示する。

❖妄想型統合失調症のクライエントが語った異常体験

Gは二〇代前半の男性である。ある日、彼はあちら側の世界の異変を確かめるために佐渡島へ渡り、そこで海に沈む夕日を見たとき、太陽の形がわずかだが、歪んでいることに気づく。彼はその後本州に戻ったものの、見かけは以前と同じだが、世界がまったく異質のものに変わってしまっていて、別の世界に来てしまったように感じていた。彼は、そんなことが起こったのは、自分が片道キップで渡ったせいだと思い込み、何度も何度も往復キップで佐渡島に渡り、本州に戻ることを試みたが、二度と元の世界には戻れなかったという。

❖汚言を主訴に来談した軽度発達障害のクライエントが語った幼少時の強迫観念

Hは三〇代後半の男性で、小学二年生頃から以下のような強迫観念に悩まされていた。①と②では入ってしまう世界が違っていて（図4参照）、①で行くべきところを②のルートを通ると、戻ってやり直さなければならない。「異世界・異次元に行ってしまう恐怖」があって、晩酌している父親の周りをぐるぐる廻って、ビールを頭からかけられたこともあったという。

Gの語りの内容は確かに病的ではあるが、他方で神話的でありコスモロジカルであり、そこには、彼の「神話的な主体㉓」とでも呼ぶべきものがしっかりと関与しているように思われる。だからこそ、この世とあの世の境界は明確であり、いったんその境界を越えてしまうと、もう二度と戻ることができないのだ。

それに対して、Hの語った強迫観念には、Gの妄想に特徴的だった、この世とあの世の「境界」も事態の「不可逆性」も見られない。Hの行為は常にやり直しが可能であり、「異世界・異次元に行ってしまう恐怖」について語られはするが、①を通ろうが②を通ろうが、結局のところ、彼は「異世界」に到達することはない。彼は決して越境することができず、永遠にこの地平にとどまり、「父」「電柱」「家」といった相互に交換可能な「何か」の周囲を際限なく「ぐるぐる」と廻り続けるしかないのである。

このようなHの「超えられなさ」と「際限のなさ」は、彼が報告した以下のような夢にもよく表れている（心理療法開始当初、彼は毎回大量の手書きの夢

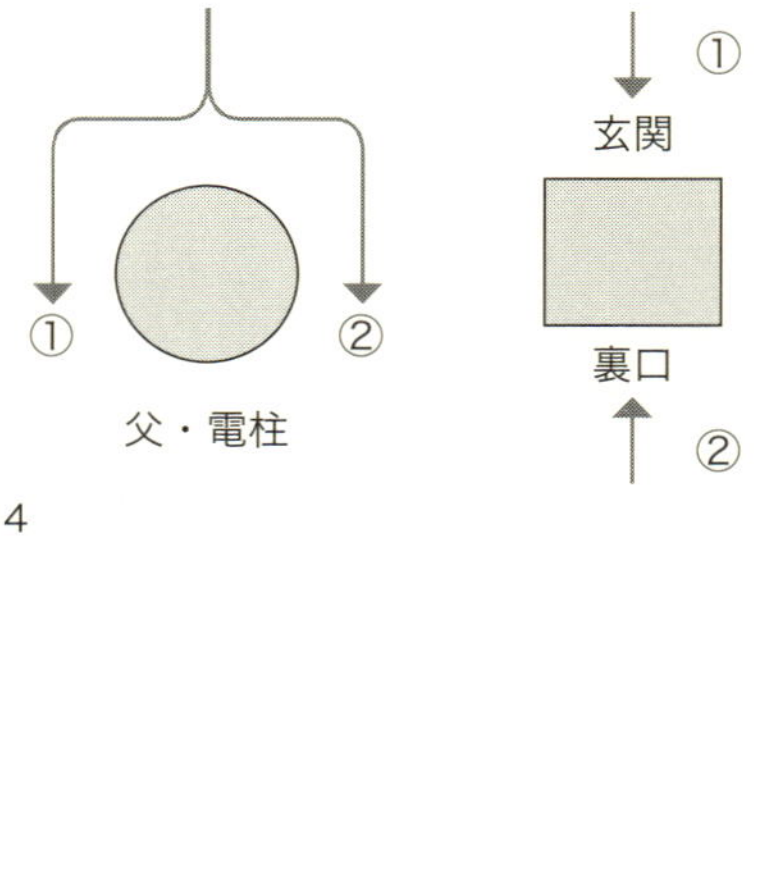

図4

の記録を持参し、しかもそれは時に本人も判読できないほど読みづらいものだった）。

【夢】

強力な暗黒の敵と対峙している。悪魔か宇宙人の勢力だ。こちらも魔法使いをそろえて対抗している。援軍にモンゴルの騎馬軍も来る。人間としては最強のはずだが、それでも心もとない感じがする。敵と対峙しながら町内をぐるぐる廻る。廻る度にタイムマシンで違う時間になる。違う時間を行ったり来たりしながら、こちらに有利になるように細工する。しかし、女のオペレーターが「元の時間に戻る度に周囲の状況が少しずつ違うのよね」と言う。どうやら時間移動をくり返す度に、異なるパラレルな世界へ移動しているらしい。

この夢では、敵と対峙するという状況で、敵味方、双方についての細かい記述はあるが、戦いや衝突それ自体は起こらず、双方ともが「対峙しながら町内をぐるぐる廻る」だけである。これは比較的短い夢だが、基本的には、場面転換をくり返しながら、しかも取り立てて何も起こらないにもかかわらず、切れ目なく続いていく夢が多く報告された。

そんな中、以下のような夢も報告されるようになる。

【夢】

職場にいる。仕事で徹夜になって明け方頃、入口のドアが開き誰かが入ってくる。それはナイフを手にした見知らぬ女だった。「やめろ、馬鹿なことをするな」と私は叫ぶ。その女は私の左頸動脈を狙って、ナイフで切りつけてきたが、刃は空を切った。私は叫ぶと同時に目が覚めた。怖かった。

この頃からときおり、この夢の結末に示されているように、Hは「恐怖」で夢から覚めるようになる。このような「恐怖」は、夢見手にとっての内側（すなわち、内と外の区別）をつくり出すゆえ、このような形で夢に「切れ目」が入ることは、「超えられなさ」と「際限のなさ」を抱えた発達障害のクライエントのセラピーでは一つの重要な契機となる。

むろん、このような夢が報告されたからと言って、クライエントのあり方が著しく変化するわけではないし、またそれを期待すべきでもない。さらに言えば、その必要もないのだろうが、セラピストが今述べたような視点をもっていることは、セラピーを進めていく上で非常に重要である。

先にもふれたが、衣笠は、「重ね着症候群」と診断された患者群で「あえて分析的精神療法の対象とする場合」の条件の一つとして、「夢を見る能力」を挙げているが、筆者が思うに、彼らは夢を見ることができないわけでは決してない。先述の通り、彼らには彼ら独自の夢、すなわち、「張り子の羊の夢」があるだけなのだ。そうだとすれば、発達障害のクライエントと夢分析を行う際には、われわれセラピストは、通常とは異なる視点をもたなければならない。つまり、通常われわれセラピストは、クライエントの報告する夢の「内容」に着目しがちだが、それだけではなく、その「形式」にも着目する必要がある、ということである。今述べたような夢の「切れ目」や「終わり方」に着目するのはその好例だろうし、夢の報告のされ方それ自体も着目すべき重要なポイントだろう。Hの場合で言えば、先にもふれたように、当初自分でも読めないような粗い手書きだった夢の記録が、「恐怖」によって夢に「切れ目」が入るようになった頃には、ワープロで入力された読みやすいものとなっていた（また元に戻ったりするのだが）。このような細部にも、Hの身の上に起きていた何がしかの変化はうかがえるのである。

四　発達障害の心理療法における留意点、その補遺

筆者は以前に、「発達障害の心理療法における留意点」として、〝「深層」というファンタジーの放棄：「おはなしにならなさ」をそのままに〟〝「中立性」というスタンスの放棄：セラピストが自らの主体をぶつけること〟〝「適応」という目標の放棄：主体が立ち上がる瞬間に立ち会うこと〟という三点を挙げ、それぞれについて詳細に論じた(24)。

現時点でこれらの留意点に変更はないし、前節で〝「サイコロジカル・マインドのない患者」たちのマインド〟を論じる中、そのようなクライエントたちへの心理療法的アプローチについても随時ふれてきたつもりなので、ここでは、それらの「補遺」として、〝「剝き出しにする」こと〟と〝「蹴り出す」こと〟の二点に絞ってごく簡潔に記述したい。

1「剝き出しにする」こと

本章でもくり返し言及してきた「重ね着症候群」の概念からもわかるように、大人の発達障害のクライエントは、さまざまな「衣」をまとっている。そして、彼らがまとうのは、「病理」という「衣」だけとは限らない。彼らは「普通」という「衣」もまとというるのだ。

高機能や軽度と言われる大人の発達障害のクライエントと会っていてしばしば感じるのは、彼らが「普通」のふりをしている、適応しているふりをしているということである。もちろん、このように「ふり」ができることは、一方では確かに彼らのもっている能力の証でもあるのだが、他方で彼らがこの世に産まれ出るこ

とを難しくしている。

たとえば、先に紹介したBは、「間がもたない」と筆者との面接で嘆き続ける一方で、「普通」のふりをして、職場の飲み会に参加し続けたので、セラピストの側から「出る必要あるの？」的な主体を「ぶつける」関わりをしたところ、「（宴席は）本当はあまり好きじゃないんです」と語り、主体的にときおり休むようになった。[25] また、Fの場合も同様で、セラピストが「本当にそう思ってる？」的な問いかけをすることで、彼女の訴えていた「申し訳なさ」というのはあくまで表面的なものであり、それをまったくなおす気も改める気もないFのあり方が露わになった。

このように、発達障害のクライエントの心理療法においては、一般に言われているような病態水準を考慮に入れて、セラピスト側が選択する「支持的心理療法」と「内省的心理療法」の別[26]はあまり意味をもたず、セラピストはあくまでも、彼らの発達障害的なあり方を「剝き出しにする」ような関わりが求められる。

念のために述べておくと、この「剝き出しにする」というのは、自らの内面にある葛藤に関する洞察などを求める「内省的心理療法」の「覆いをとる（uncovering）」のとは、先にも述べたように、クライエントの側の「人格」「主体性」「内面性」を前提にしないという点でまったく異なっている。すでに述べてきたように、彼らには「覆いをとる」べき「深層」や「中身」は存在しない。また、見立てや診断が非常に重要なのは確かだが、彼らの「ふり」を助長するという意味で、衣笠が推奨する彼らへの「支持的ガイダンス」というのも、ある意味で禁忌であるように思える。彼らは「普通のふり」「適応しているふり」をして生きている。そして、何らかの理由でようやくそのような「ふり」が破綻したおかげで、セラピーの場に現れたのだとすると、そんな彼らに対して、もしセラピストがまた、「適応」をサポートするようなスタンスで関わるなら、彼らの「主体」が立ち上がるせっかくのチャンスを奪うことになるからだ。

彼らは、「剝き出し」になることではじめて、他者との、あるいは世界との本当の意味での接点、あるいは接触面をもつことができるようになる。セラピストの側から主体を「ぶつける」というのは、一方では、彼らを「剝き出し」にすること自体を目指すものであり、他方では、「剝き出し」になった彼らにあっていまだ粘膜的ではあっても借り物ではない自前の「皮膚」をつくる試みでもある。

彼らの中には、聴覚や触覚における極端な過敏性を呈する者がいるが、その意味で、彼らの本来的な存在様式は、自他の境界がないことは言うまでもなく、物理的な境界さえも成立しがたく、ひたすらに〈剝き出し〉であるとも言える。「病理」から「適応」まで彼らが身にまといがちな借り物の「衣」が剝がれて、そのような原初の〈剝き出し〉が「剝き出し」になることが、発達障害の心理療法においてはまずもって重要なのだ。

２「蹴り出す」こと

先にも述べたように、彼らは〝いかんともしがたい「産まれがたさ」〟を抱えており、そこかしこに「子宮」をつくり出そうとする。セラピーもまたその例外ではなく、彼らとの心理療法では、セラピー自体が「子宮」になる可能性がある。彼らはセラピーさえもある種の「アリバイ」として使い、そこに安住しようとするからだ。

このような状況の中で重要となるのが、セラピストが彼らと対等な「同質のもの」として、彼らをそこから「蹴り出す」ということである。

たとえば、Ｂが「宴会での間のもたなさ」を面接の中で執拗に訴え続けたとき、筆者は同じ「宴会での間のもたなさ」を体験する者として、そんなとき、「自分はよくトイレの個室にこもって時間をつぶす」ということをぶつけてみた。また、Ｆが、海外へのフライトだけでなく、仕事の関係で普段と違う場所に行く際、しばしば時間の見積もりを間違えて、約束の時間にどう考えても間に合わない列車を予約するので、「（筆者自身も油断しているとそういう羽目に陥るので、心がけているのだが）自分を信用しないで、到着すべき時間だけを伝えたり入力したりして、あとは窓口の人やPCに任せたほうがいい」とアドバイスした。

これらの関わりは決して、彼らのよりよい「適応」を目指したものではなく、彼らが常同的にとどまろうとしている「状況」から、対等な「同質のもの」として、彼らを「蹴り出す」ことを試みたものである。「羊水」の中にまどろんでいる彼らは、「子宮」の外側にある「異質なもの」からは何も学べない。その意味で、セラピストは、彼らと同じDNAをもった「双子」の片割れである必要があるのだ。

ただし、ここで言う「同質」が意味するのは、「双子」や「分身」のイメージがそうであるように、単に「同じ」ということではなく、「同じであることと違っていることの同時性」「つながっていることと切れていることの同時性」である。[27] 単に同じだったりつながっていたり、単に違っていたり切れていたりするだけでは、彼らを「蹴り出す」ことはできない。つまり、「蹴り出す」ためには、両者が同じレベルにいることが必要であり、かつ切れていなければならないのだ。その意味で、このような形でも、第二章でも述べられた治療関係における「結合と分離の結合」[28] は実現していなければならないと言えるだろう。

さらに言えば、「蹴り出す」ためには、セラピストが「より強力な同型」[29] であることが必要である。そうでなければ、われわれは、彼らのもつ「融合」を希求する強大な力に巻き込まれ、そこに永遠にとどまることになる。そして、このようなセラピストの「より強力な同型」性によって体現されるのが、セラピーにおけるセラピストの「他者性」であるように思う。そう考えると、この「蹴り出す」に含意されるのは、字義通りの単なる内側からの動きだけでなく、外側からの、「他者」からの暴力的な関わりでもなければならないと言えるだろう。

本章でここまでに言及してきた「子宮」は、結局のところ、一つの実体として存在しているものではなく、〝そここから「出る」ことではじめて内と外の境界ができるもの〟でしかない。その意味で、われわれセラピストは常に、彼らの「双子」の片割れとして、彼らを何処かはわからない外へと「蹴り出す」ことを試みなければならないと言えるだろう。そのことを通してだけ、内と外、自と他の「境界」がそこには生まれ、クライエントとセラピストはそこでだけようやく、本当の意味で出会うことが可能となる。そして、その出会いの一瞬こそが、発達障害の心理療法の目指すところでもあるのだ。

五　おわりに

本章では、発達障害には独自の心的世界があり、そこにおいて彼らは独自の夢、すなわち、「張り子の羊の夢」を見ていることを述べてきた。

子どもと大人の別にかかわらず、発達障害の心理療法が難しい理由として最初に挙げられるのは、彼らとの関わりの中で、セラピストの側のいわゆる「定型発達性」が顕わになることであろう。その意味で、その成否は、セラピストが、心理療法について学んできたことだけでなく、個人としてこれまでの人生で学んできたことをいったん括弧に入れることができるか、いかにそこから自由になれるかにかかっている。

セラピストが彼らの「より強力な同型」として、彼らのまとう「衣」を剝がし、いかに発達障害性を「剝き出しにする」か、さらに、彼らの「張り子の羊の夢」にわが身をもって参入し、いかにそこから彼らを「蹴り出す」か。そこにこそ、発達障害の心理療法において、クライエントとセラピストが本当の意味で出会う瞬間をもちうるかどうか、彼らが「誕生」する、すなわち、彼らの主体が立ち上がろうとする瞬間にセラピストが立ち会えるかどうかの分岐点は存在しているのである。

次章では、老年期の一事例を詳細に分析することを通して、大人の発達障害への心理療法的アプローチについてより具体的に検討したい。

第五章　大人の発達障害事例の検討
――「影」に隠された「空白」の世界

畑中千紘

一　はじめに

本章では、ある軽度発達障害の事例を検討することを通して、発達障害の世界とそれに対する関わりについて考察を行う。ここで取り上げるのは七〇代の男性、Aさんの事例である。筆者は以前にもAさんの事例をもとに、他者とのやりとりが難しい自閉的世界に通路が開ける契機について考察したが(1)、本章ではそれとは異なる視点から、Aさんとの心理療法のプロセスを捉え直してみたい。

Aさんはあるテレビ番組の講座を見て以来ユング心理学に魅了され、二〇年以上という長きにわたって関連著作を独学で読み込み、満を持して筆者の所属する心理相談室を訪れた。面接ではほぼ毎回、ユング心理学用語がちりばめられたAさん流理論が切れ目なくゆっくりと語られ、この構造は初回面接から二〇〇回を数えても基本的に変わることはなかった。似たような面接のくり返しの中で、面接中に強烈な睡魔に襲われる、面接後に話をほとんど覚えていない、強いいらだちを覚えてけんかのような激しい言い合いをするなど、心理療法の常道からすれば好ましくないことばかりが次々と起こり、筆者には話を聞くどころか自然に相づちを打つことすら困難に感じられていた。このような状況のもと、筆者ははじめからAさんを発達障害と見立てていたわけではなかった。しかし、プロセスが進むにつれ、第一章、第四章で呈示されたような〝「自分がない」という「自分」のあり方〟が顕わになり、発達障害という視点が筆者の中に生まれてきた。老年期にあるこのクライエントに対して発達障害という〝診断〟をつけることにはほとんど意味がないと思われるが、この事例を発達障害という〝視点〟から見直すことで事例に沿った理解ができるのではないかと考えられたのである。このようなスタンスに基づき、本章ではプロセスに沿ってAさんの言葉や夢を取り上げながら検討を進め、それを通して発達障害の事例に対して心理療法がどのようにアプローチしうるかについて考えてみたい。

二　接点のない世界——寝ている男性の夢

クライエントは「夫婦関係の問題」を主訴として来談された七〇代の男性、Aさんである。インテーク時にはすでに退職され、妻と二人、年金で生活をされていた。整った身なりと丁寧な言葉使いで、年齢に比べて若い印象を受ける方である。まず、初回面接の様子を示す。

（以降、筆者をセラピストとし、ゴシック体の箇所は地の文にAさんの言葉、〈　〉内にセラピストの言葉の要約を記す。）

【#1】

〈「夫婦関係の問題」ということですが〉それは私の言い訳的なことというか……結論のところです。

日本人の心は中空構造。日本人には真ん中がなくて、西洋人のような自己がない。ユングの本も、序と結論はわかるけど真ん中は難しい。これも中空ですね。家内は外向、それに対して私は内向でノイローゼ。私には家内のコンプレックスがわかる。でもそれを指摘すると怒るんです。怒るとわかっていても話してしまう。孤独なんです……。（終了時間になり）……一方的に話しすぎました。わかっていることですからやっぱり自分で解決します。〈たくさんお話がありそう。これから聞かせていただけたら〉え？本当？　へえ！　本当に聞いていていただける？　あのー……今日の話に一言で批評をいただけたら。〈Aさんのこれまでとこれからの中心になっていることなのかなと思いました〉はぁ〜、そういうふうにとっていただけますか。いやーそれが自己実現だと思います。

このようにして、Aさんとの心理療法は始まった。自身のことを「内向」、妻のことを「外向」と評し、こころの働きが違うからうまくいかないというのがAさんの考え方である。しかし専門用語を多用した〝Aさん流の心理学的解釈〟は周囲の人にとっては理解も共感もしがたいものだったようで、現実生活では妻をはじめ、家族や知人に考えを披瀝しては関係を悪くすることをくり返していた。それだけに〈聞かせていただけたら〉というセラピストの言葉はAさんに新鮮であったようだ。またこのとき、Aさん夫婦は、家の一階と二階に別れて暮らし始めたところであった。これは互いの不和によるものではなく、夫婦は互いに「自律」し「個性化」するべきだというAさんの考えによって積極的に始められたことである。Aさんはこれまでほとんどしたことがない家事にも挑戦し、「個」としての生を文字通り実現するため、歩み始めたところであった。第二回の面接では夢が報告される。

【#2】
【夢1】

——四角い部屋にいる。なんにもないけど、そこに男性が一人寝ている。

近所の人かなとも思ったけど、そこで目が覚めた。ここ（面接室）のイメージもあった。目覚めて、あれは影だったんだ！　と思いました。〈影って普通の影？〉いやいや！　元型ですよ～。私はいつも自分の影を取り入れようとしているもので。こんなことやめたほうがいいですか？　みんなはそんなこと考えなければいいと言う。でも、悪いことしてないですよね？〈悪いことはしてないですね〉そうですか！

Aさんはこの夢の男性を自分の「影」と解釈している。しかし、ここではAさんによるユング心理学風解釈は括弧にくくり、夢のイメージ自体がわれわれに何を示してくれているのかに注目してみたい。四角い部屋。そこには何もない。男性は横になっているだけなのか眠っているのか、動いたり話したりする様子はない。閉ざされた空間に一人横たわる男性……この夢は何かに働きかけようとする主体的なエネルギーに乏しく、何かを暗に象徴するようなイメージやモチーフも見出しにくい。静かで外に開かれず、また外からの働きかけも難しい完結した世界である。次に、第三～四回の面接でのやりとりを示す。

【#3】

ここでの言葉、録らせてもらえないですか？　好き勝手なことしゃべらせていただいてありがたいけど、すごく苦しい。先生の言葉はいいんです。ただ、私の言葉を。何を言っているのか自分でもわからないのでくり返しくり返し聞いて考えたい。〈それはちょっと……〉あ、そうですか、そうですか。それならいいんです。（終了時間）ところで先生のご専門はユング？〈いえ、そういうわけでは……〉ああ、そうですか、そうですか〜！

【#4】

この間から思っていたけど、私の話に反発を感じませんか？　心の中のコンプレックスが反応するはず。転移逆転移の問題です。結合の神秘です。（唐突な言葉をセラピストは大げさに感じ、思わず笑ってしまうがAさんは意に介さない。）知識になったものから意識の世界です。意識と心は同じであるという偏見は捨て去られねばならない。〈メモしてもいいですか？　ついていけないところが〉どうぞどうぞ。〈よくわからないけど、しばらくは聞かせていただくことにします〉

周囲の人に話を聞いてもらえない状況にある中、Aさんは心理療法の場へ赴き、話を〈聞いていきたい〉というセラピストに出会った。これは、現実のレベルでAさんが他者に開かれたということであろう。しかし第三回の面接でAさんはテープレコーダーを持参する。「ただ、私の言葉を」という言葉に示されているように、セラピストはAさんの対話の相手としては存在していない。Aさんはこのとき、**夢1**に示されたような他者と隔絶された世界でただ独り面接室にいたのだろう。セラピストはいったんは録音することを断って、Aさんが自分に向けて一人語りをくり返す孤独な世界に戻ろうとするのを遮る。しかし、雲をつかむような話の連続に、次の回にはメモをとりたいと申し出る。黙って聞いていることに早くも限界を感じたセラピストは、自らが記録機器になり代わることで他者として存在することをやめてしまったのである。さらに、セラピストの専門がユングではないと確認することで、Aさんは自らの話に意見や批判をする存在も面接の場から消してしまう。こうしてAさんの聴衆のいない心理学講義の舞台は確実に実現されていったのである。

三　記録機能の破綻と他への意識の芽生え

Aさんの言葉を一言一句書き留めるようになり、セラピストはAさんの話を面接後に確かめることができるようになった。機械のように記録することによってようやくAさんの姿が文字となって浮かび上がってきたのである。しかし、いくら丁寧に記録を見返してみたところで、Aさんの話はさっぱり意味がわからないものだった。たびたび登場するユング心理学概念も常にどこかずれているように感じられ、そのことも理解をさらに難しくさせていた。回を重ねるにつれ、〃Aさんの話はわからない〃ということがよくわかってくるのである。このような流れの中で、セラピストには黙って聞いていることが再び難しく感じられてきた。とはいえ、Aさんの語りにはほとんど切れ目がなく、一言を挟むことすら難しい。〈Aさんの言う〃影〃はどういう意味？〉などと隙間に質問を試みても、それは連綿と流れていくAさんの語りに紛れていつのまにか雲散霧消している。セラピストは常に理解できない言葉の渦に巻き込まれているようで、面接の場はますます混沌をきわめていくように思われた。このような面接が続く中、第一〇回には再び夢が報告される。

【夢3】

いっぱい女の人がこっちを見てる。一〇人くらい、若い女の人。何かコミュニケーションをとろうとしたら左半分の人たちが消えてしまった。右の人たちに話しかけようとしたら消えてしまった。

この夢には、「若い女の人」という、性別・年齢ともにAさんとは対照的な他者が出てきている。これはセラピストに重なる人物像ともとれるが、女性は「一〇人くらい」と特定不能であり、「左半分」とか「右の人たち」としてしか認識されていない。ここで、Aさんが女性からの視線を感じていることは重要であろう。複数に拡散してはいても、女性たちは確実にこちらを見る存在であり、Aさんは他者からのまなざしを感じている。これは、拡散する視線の先に、ぼんやりとではあれ他者にまなざされる自分が意識されてきた徴のようにも思われる。しかし、Aさんからコミュニケーションをとろうとした途端、女性は消えてしまう。話しかける、呼びかけるという主体的な行為をとろうとした途端に、それを受けとめるはずの相手は消えてしまうのだ。ここには他者との相互関係を可能にする明確な主体が未成立であることが示唆されているようである。また、この夢には空間的な描写が一切ないことも特徴的である。Aさんにとっての他者とは、どこかの場所に位置付けることができず、また特定の個人として像を結ぶことも難しい茫漠とした存在であるのだと思われる。

四　個を求めて全体へ

毎回混沌に突き落とされる感覚に苛まれていたセラピストは、第一七回の面接で〈Aさんの話はわからない〉と強く主張した。そのことをきっかけにAさんはセラピストの言葉に少しだけ話を止めてくれるようになる。しかしそれはほんの少しの間立ち止まる程度のものであり、相変わらずセラピストの言葉がAさんに聞き入れられることはなく、やりとりが成立するにはほど遠い状態であった。意図の見えない話をただ聞いていることに耐えられず、セラピストは言葉を遮って質問や反論をぶつけるようになっていく。Aさんも負けじと持論を展開し、セラピストもまた、いつまでも要を得ない話にいらだちを募らせて反論を重ね……と、けんかのような激しいやりとりが毎回のように繰り広げられるようになっていった。セラピストもいちいち言葉を書き留めているどころではなくなり、自然に面接中の記録は減少していったが、面接終了後には何を話したのかまったく思い出せないこともしばしばであった。そのような流れの中、Aさんは親戚の不幸のために急遽面接をキャンセルされる。キャンセルの翌週である第四三回、および第四九回の面接の様子を示す。

【#43】

先週、葬式に行ってすごい共時性を感じたんです！〈共時性って？〉共時性というのは意味のある偶然といって……（延々と説明）。〈Aさんにとってはどういう意味が？〉あ、そういうことでしたか。共時性とはユングが言っていてね、意味のある偶然と言って……（再び延々と説明……）。〈用語の説明はわかったのでもういいです。Aさんにとってどういう意味があったのかなと〉あっ、そういうことですか。葬式とここに来る日が偶然一緒だったわけですねぇ。それは平面の話です。一瞬の時。時と時間は違う。時間を平面で切ったら一瞬。それが共時性。〈うーん……〉いやー、全体の話になっちゃうんですよねえ。〈本当にそう。何が起こっても全部が共時性という感じ〉何を言ってるんですか。人間には個性がありますから。個々が別々です。〈そう、個性がある。でもAさんの話はいつも一緒〉つい全体のほうに行ってしまう。〈ところで共時性って何だったんでしょう〉生と死の境界の話ですよ～。〈……？〉私は私の考えていることをわかってほしいだけなんです。〈誰に？〉わかってくれる人に。今はほとんどゼロに近づいてきました。もう一回やってきます。ぱっと真っ白にしてきます。

【#49】

今日は大きな悟りがありました！　頭でわかってえらそうに人さまに話していることを自分の全体性で知るということ。〈…？　全然わからないです〉個性ですよ！　俺の個性は一つの人類じゃないか！と思った。俺のもんや！　と。〈それが悟り？〉そう！　一対一で調和できないやつが何を……と思っていたけど、俺も人類の一匹じゃないか！　って。この間先生、怒りましたけど（笑）。〈私、怒りました？〉怒った怒った（笑）。〈そうだっけ（笑）〉笑いっていいですね。必要だと今日悟りました。一瞬のうちに調和しちゃうんです。

共時性はユングによって「ある同一あるいは同様の意味をもっている（中略）因果的には関係のない事象の、時間における偶然の一致」とされている。「単に二つの事象が同時に生起することを意味するにすぎない『併時性（synchronism）』」との区別が強調されているように、共時性とは個人にとって意味をもつ出来事が同時に起こるところにその要諦がある。[2]　Aさんは親類の葬儀と面接の日がたまたま重なったことで共時性を体験したと言うが、いくら尋ねてみても彼にとってそれにどのような意味があったのかがつかめない。Aさんが感動した二つの出来事の重なりは、二つの予定がたまたま重なったというだけの「併時性」であり、ユングの言うところの共時性ではないのである。Aさんは特定の出来事の意味を見出す代わりに、ある一瞬には数限りない出来事が同時に起こっているという、より包括的な事実に開かれたようであった。

このAさん流の「共時性」との出会いは第四九回の「大きな悟り」にもつながっていったと思われる。「俺の個性は一つの人類」とは一般的な感覚からすればまったく奇妙な言い回しである。「人類」は「個人」の上位概念であり、「個性」の中に「人類」と言うより高次のものが含まれることは論理を超えている。この「個性化」とは、ユングによって「一般的で集合的な心理とは区別される心理学的な個人として発達する」こと、すなわち「分化のプロセス」(3)と定義されている。これに従えば、「俺の個性」を探求するには集合的な「人類」から区別されていかねばならないはずである。ところがAさんは、個として分化されていくのとは反対に「人類」という、より大きなものに同一化していく。しかし、逆説的ではあるが、これまでのAさんとのプロセスに鑑みれば「個」の特性を追求しようとすればするほどその特徴が見えなくなっていくことこそが、Aさんの「個」のあり方の特徴であるようにも思える。どこまで尋ねてもAさん個人にとっての意味が現れてこないのは、そもそもAさんが「個」として存在していないからなのではないかと思えてくるのである。

五 「影」の夢

第七七回(**夢9**)と第七九回(**夢10**)の面接では久しぶりに夢が報告された。

【夢9】

私を影が追ってくるんです。〈影って?〉影ですよ、劣等機能。〈説明はわかるけど、夢では影はどんなふうに感じられたのですか?〉すごく恐ろしいもの。どんどん追ってくる。見えなくて後ろにいるんです。影だから。逃げるんだけど、ずっと同じ距離で追ってくる。私が止まると向こうも止まった。それでもう、これは影だと思いました。

【夢10】

私の影がいっぱい、影の人間が洞窟にいっぱいいる。影に守られているんだと思いました（笑）。そして（外では）女の人の怨念が爆発してるんです！　もうすごいですよ。爆発です。

夢9において、Aさんは「影」が追ってくると言う。しかし、それについて尋ねてみても、「劣等機能」といった辞書的な説明が与えられるだけで、その具体的な様相はわからない。そして、「すごく恐ろしい」と言いながらもAさんは逃げるのをやめてしまう。人が逃げるのは、追うほうが距離を詰めようとするからこそであるが、この夢では逃げる側が逃げるのをやめれば、追う側も追うのをやめてしまう。見えないけれど、影は後ろにいるとAさんは主張するが、「影」とAさんはほぼ一体となっていて、そのあいだには何の差異も感じられないのだ。ここに追い―追われる関係が成立しているとは言いがたい。また、**夢10**では「影の人間」が登場する。「影の人間」とは普通ではない。通常の人間とは違う、何か影らしい側面があって然るべきである。しかし、それについてもAさんは、それが影だと断定するばかりで影らしいイメージを語ることがない。Aさんにはむしろ、怨念の爆発のほうが印象深かったようで、影についてのセラピストの質問はするりと流されて、ただひたすら熱を込めて爆発の激しさが語られるのであった。

六　障子の夢――境界の現れ

第八九回には次のような夢が報告される。

【夢11】

白ーい障子みたいなのがあって、そこに穴があいている。卵の核みたいな二～三センチの穴。あそこからのぞいたらあちらの世界が見えるんだと思って、すごい大発見をしたと思いました。私は夢の中で感動していたわけです!!

Aさんは基本的にあまり夢を見ない方である。Aさんは常々「夢は神なるもののお告げ」だと言っていたが、関係をもつこと自体が困難なAさんにとって、自分の意識を超えたところからやって来る夢は、まさに神という絶対的他者との関係として貴重なものであったのだろう。なかでも**夢11**は特に画期的なものとして語られる。夢でAさんは穴のあいた障子を前にしている。障子とは、言うまでもなく紙と木で作られたスライド式の仕切りであり、空間を「区切る」「隔てる」働きをする。他者との区切りがなかったAさんの世界に障子という「境界」が現れたのである。そして区切りが生まれると同時に、まだ見ぬ「あちらの世界」とつながる可能性も誕生する。他なる世界へ通じる穴を前に、Aさんが夢の中で感動するのも当然のことと思われる。

しかしよく考えてみれば、障子は境界としてはいささか頼りないものであるようにも思える。ここで少し立ち止まって、障子の性質について考えてみなければならないだろう。谷崎潤一郎のエッセイ『陰翳礼讃』(4)には、障子について次のような描写がある。

それは明り取りと云うよりも、むしろ側面から射して来る外光を一旦障子の紙で濾過して、適当に弱める働きをしている。まことにあの障子の裏に照り映えている逆光線の明りは、何と云う寒々とした、わびしい色をしていることか。（中略）春夏秋冬、晴れた日も、曇った日も、朝も、昼も、夕も、殆ど そのほのじろさに変化がない。

谷崎のこの文章は、障子のもつフィルターとしての働きについて示唆を与えてくれる。障子は区切りであると同時に光を〝通す〟働きを備えたものである。直接的な光を遮断しながら半分程度の光を通し、しかも均等に拡散させる。そのため、障子のある部屋には〝ある場所は明るく別の場所は暗い〟というようなコントラストが作られにくいという。夢においてAさんの前にある障子も、境界というよりむしろ、すべてを「適当に弱め」、ほの白くぼんやりとさせてしまうフィルターのようなものなのではなかろうか。Aさんにかかれば最も近しい妻でさえも「女」とか「外向」といった上位概念に入れられてしまってその個人的な顔が見えてこないし、**夢3**や**夢10**で人物が大人数に拡散していたことも、すべてをぼんやりとさせるAさんのフィルターを通されたためではないかと思われてくる。Aさんの世界に取り入れられると、あらゆるものが障子を通した光のようにぼんやりと全体に拡散し、個性をもった単一体として像を結ばないのである。

七　真っ白な基盤

このように、少しずつではあるが、Aさんの世界の特性が明らかになってきた頃、Aさんは次のように話された。心理療法の開始から約二年後の第九八回の面接でのことである。

【＃98】

たましいは普通、「魂」と書くが、「魄」とも書くらしい。白が基盤という考え方。ユングはそれを第一質料と言った。すべての基本となるものが白ということ。色即是空というのも真っ白な空《くう》のような基盤。第一質料があって、その上にいろいろな色が表現できるんですよ。

「第一質料」とは錬金術における原初のものである。それはあらゆるものが含まれた混沌であり、黒色であるはずだ。[5] Ａさんはユングの錬金術に関する文献を読み込んでいたのであるが、ここでは第一質料は白であり、基盤は空《くう》だと言っている。第四三回の面接にも示されていたが、なかなか話を理解しないセラピストに対して、Ａさんががっくりと肩を落とし、「真っ白に」してくると言い置いて帰るようなことがしばしばあった。自身の理論を自由連想的に長々と話した後に、セラピストが〈やっぱりわからない〉などと言うのに失望し、「ゼロにしてきます」「真っ白にしてきます」という言葉を残して帰っていくのである。そうは言っても結局、次の回にはまた同じような話がくり返されて、実際に話がなくなることはないのだが、Ａさんにとって〝真っ白にする〟ということは、確かに「第一質料」とも言えるような意味をもっているのではないかと思われた。では、「白」がＡさんの第一質料ならば、たびたび言及される「影」とは何なのであろうか。

八　「影」に騙される

すでに述べたように、セラピストははじめからＡさんが発達障害だと思っていたわけではなかった。そのため、Ａさんが長年かかって構築してきた心理学のお話は彼にとって何か象徴的な意味があるはずであり、だからこそすぐには意味がわからなくとも真摯に耳を傾け、話が深まり、熟成していく道程を共にすべきであるという深層心理学的前提に立って面接に臨んでいた。彼自身が言う通り、Aさんは個性化という変容のプロセスを歩んでおり、彼の持ち出す意味ありげなモチーフはその道しるべになるはずだという思いに無意識のうちに染まっていたのである。その意味ありげなモチーフの一つが「影」であった。たびたび登場するにもかかわらず、「影」にどのような意味があるのかセラピストはずっとわからないままであり、ことあるごとにAさんに尋ねては失敗に終わり、その意味は常に謎に包まれていた。ここで再び、谷崎のエッセイを参照してみたい。日本座敷において最も闇の濃い部分である床の間の「蔭」は、それが何でもない蔭であることを知っていても、その不気味な静けさには言いしれぬ怖れと寒気を覚えるほどだという。

　その神秘の鍵は何処にあるのか。種明かしをすれば、畢竟それは陰翳の魔法であって、もし隅々に作られている蔭を追い除けてしまったら、忽焉としてその床の間はたゞの空白に帰するのである。われらの祖先の天才は、虚無の空間を任意に遮蔽して自ら生ずる陰翳の世界に、いかなる壁画や装飾にも優る幽玄味を持たせたのである。

　このように谷崎は、室内に物を飾るのではなく、何もない空間に美を見出す日本的な心の特性を実に的確に描き出している。Aさんの言う「影」とは、光に対立する「影」として捉えるよりむしろ、陽の加減で「空白」に映し出される日本的な「蔭」とイメージするほうがより適切なのではないだろうか。**夢11**が示唆していたように、Aさんの世界は障子紙で作られた繭のようなものとしてイメージできるように思われる。外からやって来るさまざまなものは障子フィルターを通してぼんやりとほの白く拡散されて認識されるため、繭の内側はいつでも「白」く明るい。Aさんにとって、白は世界の基盤であり、第一質料なのである。ときおり光の加減でできる「蔭」を見つけるとAさんはそれを「影」としてセラピストに教えてくれるのであるが、それは何かを含んだ混沌や闇ではなく、実のところは「たゞの空白」なのであろう。

このようなイメージをもってこれまでの面接過程を見直してみると、Aさんはそもそものはじめから真っ白な空白であったことが浮かび上がってくる。何もない空間で寝ている**夢1**の男性のあり方にもその〝空白感〟はすでに表れている。この男性をAさんは「影」と解釈するが、夢に出てきた人物には「光」と対立する兆しさえ見えず、「影」らしいところが見つからない。**夢9、10**においても、セラピストがいくら尋ねても影の影らしさも、その存在の痕跡や証拠も述べられない。これらの夢は、「影」の幻影すら示してはいないのだ。「影」「共時性」「イニシエーション」などといった言葉は、床の間に浮かび上がる陰翳のようにふわふわと意味ありげに漂っているだけで、その実、それは空白なのだろう。そこにはイメージや象徴といった媒介物が存在していない。だからこそ、本来は心理的になされるはずの「個性化」は、妻と生活を別にするという形で、文字通りに実現されなければならなかったのである。また、セラピストが面接の内容を思い出せなかったことも、セラピストが空白とやり合いをしていたことを示唆している。Aさんが言うように、基盤が空白だからこそ「その上にいろいろな色を表現」することはたやすく、Aさんはそこにユング心理学による色づけをしようとした。しかし、空白に色をつけてもその空白という実態は変わらない。Aさんの話は床の間に浮遊する陰翳のようにちらちらと揺らめくだけで、積み上げられていくことがない。それゆえにセラピストがどれだけ強く反論しても手応えがなく、崩れることもなければ、その意味が見えてくることもなかったのであろう。

セラピストはもっと早くそうしたAさんの世界のあり方に気づき、彼のありのままの真っ白な世界を見つめるべきだったのかもしれない。Aさんは初回にすでに「中空」という言葉でそれを示してくれていた。それにもかかわらず、セラピストは「批評」を求められて、Aさんの〈中心になっていること〉だと答えてしまう。また、第二回でも「影」という解釈に疑問を感じながらも、考えることは悪いことでないと言うAさんに同調し、Aさんの奇妙な解釈を容認してしまっている。しかし実際、Aさんの世界には中心など意味をもたないし、「影」など存在してはいない。セラピストは終始Aさんの話にぼんやりと疑問を感じながらも、さまざまに訪れていたチャンスを逃し続け、Aさんが上塗りした〝ユング色〟にすっかり騙されてしまっていたのである。結局のところ、セラピストもAさんと一緒になって、ありもしない影や中心の存在を信じ、見つけられるはずもないそれを探し続けていたということなのであろう。

九　空白に開かれた後――変化と変わらなさ

しかしこの事例においては、見えるはずもない「影」を求めて走り続けてきたことが結果的にはAさんの空白の世界を明るみに出すことになったと思われる。Aさんがユング、影、無意識などと言うたびにセラピストはそれらの言葉の背後にはどのような意味が潜んでいるのかを読み取らねばならないという思いに駆られていた。セラピストはなんとかその象徴的な意味を探り出そうとAさんに質問をしたり、反論を重ねたりしてついにはけんかのような面接にまでなってしまう。しかしこうしたセラピストのリアルな困惑こそが、結果的にAさんに影響を与えることになっていたようである。初期の頃、Aさんは「心の中のコンプレックスが反応するはず」と、セラピストの反応を見もせずに一般的な〝解釈〟を与えていた。しかし、Aさんは第四九回の面接で「先生、怒りました」とセラピストの生の反応に言及し、**夢10**では激しい爆発が女性の怨念と捉えられる。この夢においてもAさんは「影に守られて」爆発の影響を直に受けてはいないのであって、これをセラピストとの関係の成立ということはできないかもしれない。しかしAさんはここで、爆発があまりに激しいためにそれが自分に向けられていることを実感したのだと思われる。だからこそ、Aさんは「守られ」る必要を感じ、洞窟に入っていたのではなかろうか。爆発の激しさについて熱を込めて語られたことも、セラピストの生々しい感情の動きが、微かではあるがAさんに届いていたことを感じさせる。他の夢とは異なり、この夢ではAさんが初めて「私」として存在しながら、自分とは異なるものの動きを感じている。Aさんが他者の生きたエネルギーを感じながら洞窟にいることで、そこは他者から区別されたAさんの空間となる。Aさんが感じているのは誰のものでもない「怨念」であり、はっきりした他者との関係が生まれるには至っていないものの、Aさんが曲がりなりにも他者と自分を共存させていたことは、些細ではあるが画期的な変化であるように思われる。

このように長い時間をかけて世界の「白」さが顕わになってきたのと併行して、Aさんの語りにも微妙な変化が現れてきた。開始から約四年半が経った時期の面接の様子を示す。

【#193】

個人神話を作るという私の目的が正しいのかわからなくなってきた。

【#195】

全体性。ユングという大心理学者から結論をもらってきてる。〈中身は？〉中身はこんなにぶ厚いんですもん。めんどくさいでしょう、一字一字漢字も調べてなんて。

【#197】

〈Aさんはテレビの心理学講座について熱弁。セラピストはおかしくなり、笑う。〉おかしいですか？〈なんでそんなに一生懸命お話しされてるのかなと思えてきて（笑）〉〝四〟という数へのこだわりをわかってもらおうと。〈それならAさんがなぜこだわってるかを話せばいい。人の説を説明してても仕方ない〉私……それが、ゼロですからね。〈それでも身近なことから始めないと〉……本当にそうですわ……私……涙が出てきました。……転移逆転移の問題です。わかりました。もう手ぶらで来てけんかだけしますわ！

【#201】

本当に行き詰まりました。お先真っ白です。〈真っ白！〉真っ白ですわ〜。

【#202】

孫を子守した体験が忘れられない。命がけで愛し抜けるもの……。そういうものが最近なくなってきました。無から有を作り出すのは神です。今日はお話がありませんでした……。考えつかなくて。でもそのほうがいいですね。本当の心理療法になりますね。

Aさんの話は基本的にはずっと変化がなく、この時期においても相変わらずAさんが我流のユング論を語ってはセラピストがぽかんとしてしまうことがしばしばであった。しかし、Aさんの心理学理論はすでにその不完全さを顕わにしている。辞書で漢字や単語を調べながら、しかも中身がぶ厚いから結論だけを読むというユングの読み方や、実は読むのが「めんどくさい」という本心までぽろりともらしてしまっている。

ユング心理学がAさんの世界に根づいたものではないことが面接の場で明るみに出てしまっているのだ。また、個人神話を作ることが「正しいのかわからなく」なったり、「涙が出てき」たりと、セラピストにユング心理学を「わかってもらおうと」する気持ちが揺らぎはじめ、第二〇一回にはとうとう「お先真っ白」になってしまう。続く第二〇二回、Aさんは「真っ白」のまま来室し、ユングの話ではなく、自身と孫との関係について語り、それが「本当の心理療法」になると言う。こうして、Aさんが上塗りしていた色がとれてきて、その白々とした世界をセラピストの前に示してくれるようになったことは大きな変化であると言えよう。自分だけの色を見つけ、塗りあげていくような個性化のプロセスとは異なるが、このように真っ白な空白の世界に開かれていくことがAさんの「自己実現」と言えるのではないだろうか。

一〇　川の夢――Aさんは「発達障害」か

このような変化の一方で、Aさんはまったく変わっていないとも言える。セラピストが四年以上にわたって〈わからない〉と言い続けたにもかかわらず、やはり同じような心理学理論を語り続けているし、第一九七回には涙まで流しながらも、やはり「転移逆転移の問題」などと、お得意の妙な解釈を発動させているのだ。

【夢15】

――赤ちゃんが川のようなところですーっとゆっくり流れていく。私は特に手を出すわけでもなく流れのままに。

これは第一八四回に報告された夢である。この夢において、Aさんは川の中で横を赤ちゃんが流れていくのをただ見ているだけである。赤ちゃんはすーっとゆっくり流れているのに、触れるでもなく、ただ「流れのままに」身をまかせている。**夢1**（寝ている男性の夢）をはじめとして、Aさんの夢には基本的に主体的な動きがほとんど見られない。**夢3**（消える女性の夢）では主体的な働きかけが相手を前にすると成立しなくなるし、**夢11**（障子の夢）においても、Aさんは障子を開けるでもなく、それを破って穴を広げるでもなく、ただ二〜三センチの小さな穴を見ながら感動しているだけなのである。

ここで、Aさんのどのようなところが「発達障害」なのかについて再び繭のイメージを用いて考えてみたい。繭というのは、未熟な生命体を包み、外の危険から守るものである。もしそこに繭があるならば、いつかそこから成虫が繭を破って世界に飛び出していくはずだという「発達」や「変化」のイメージが自然に生まれてくるだろう。おそらくこれは人間が本来的にもっている、変化や成長に喜びを見出すこころの働きによるものなのだと思われる。しかし実際、Aさんは障子を破ることもなければ、赤ちゃんに触れようとすることもない。はじめから終わりまでずっと繭の中にいるままなのである。このようなAさんに対して、繭の中の幼虫やさなぎの段階とイメージしていると、初期のセラピストのように、いつまでも成虫にならないAさんにイライラを募らせることになってしまうかもしれない。しかしここまでのプロセスで明らかになってきたのは、Aさんの発達が疎外されているということよりも、繭から成虫へといった通常の「発達」モデルでは捉えきれない人だということではないだろうか。身体的にも環境的にも変化の大きい子どものケースなどにおいては、それでもやはりわれわれは何らかの変化や成長を見出そうとする傾向にあるが、このような老年期の方のケースでは、七〇年以上もこのスタイルで生きてこられたという時間の重みが、それがAさんのあり方なのだということを示してくれているように思われる。Aさんのケースは、「発達」を当然のものと思っているわれわれの視点のほうを変えるべきだということを教えてくれているように思えるのである。

錬金術において原初の「黒」はすべてを含んだ色であり、また同時に「第一」のものでもある。人間は「一」なる細胞が二となり、四となり、そのうちに六〇兆にもなって一つの生命体へと「発達」していく。これに対してAさんの世界は「真っ白」の世界である。ここで言う「白」とは、何かの実体に付いている色ではなくて、「空」や「無」を意味する「ゼロ」としての「白」である。Aさん自身の言葉にあるように「無から有を作り出すのは神」（第二〇二回）の働きである。Aさんは「個人神話」を作ることを目指していたが、そこには「一」を与える神はいない。ゼロはどれだけ分裂してもゼロなのである。この意味でAさんの神話は常に世界創造以前のところを描き続けており、物語として展開していくものではないと考えられる。

このように、発達モデルでは捉えきれないという意味においてAさんは「発達障害」の範疇に入る方と言える。しかるにわれわれは、Aさんを〝繭の中にいるさなぎ〟としてではなく、〝空っぽの繭そのもの〟としてイメージするべきなのであろう。あるいはむしろ、障子紙でできた紙風船としたほうがよいかもしれない。その内側を空《くう》とする紙風船のイメージである。

二　発達障害の心理療法

当然のことながら、Aさんを何かのイメージで捉えているだけで心理療法がうまくいくわけではない。Aさんがそもそも発達や進歩とは異なる次元で生きていると考えると、心理療法はいったい何をする場なのだろうかという疑問が起こってくる。心理療法をユングの言うところの「個性化」過程、つまり個としての自分が成立し、変容を遂げていく過程と捉える限り、一般的な成長とは無縁のAさんに心理療法は意味をなさないということになってしまう。心理療法は発達障害に対していったい何ができるのであろうか。このことについて、夢15に見られるAさんの変化を手がかりに考えてみたい。

夢15において、Aさんはこれまでと同じように、横を流れていく赤ちゃんに手を出すこともせず、主体性なくそれを眺めている。Aさんを〝障子紙の紙風船〟と捉えればそれは当然のことなのであるが、その一方で、たびたび「孤独だ」とくり返し、話を聞いてくれる人を求めて来談し続けるAさんは、根源的には他者とのつながりを求めているのだとも考えられる。そのような視点から見れば、夢15では、夢1や夢3とは違ってAさんが川という場にいること、流れの中にいることに着目される。Aさんは相変わらず自分から手を伸ばして関係を作ることはしないけれど、丸ごと流れの中にいることで社会の流れや出来事に開かれつつある。それは本当に些細な変化ではあるけれども、Aさんが空白のままに部屋を出て、川の中にいるということは筆者にはとても大きなことに感じられる。

一般的な心理療法の場合、障子を破り外に出て「あちらの世界」への超越が起こるなど、クライエントが主体的に動き出していくという展開が考えられる。ところが、これまで見てきたようにAさんの場合には、障子の「こちらの世界」としての主体が想定できないために、そのような展開が起こりにくい。したがって、もしAさんが障子を開けたとしてもそれが「こちら」と「あちら」の関係となるのかどうかは疑わしく、だからこそAさんの言う障子が真の「境界」であるのか、あるいはそれが真の「感動」であるのかどうかについて、セラピストが見抜こうとする視点が重要になりうるのである。発達障害の心理療法においては、クライエントが個として変容を遂げていく錬金術のようなプロセスとは異なり、空っぽの繭のままでありながら社会や他者に開かれていくことが重要なのではなかろうか。流れが早く動きの読みにくい現代社会には、流れに乗れないものを待っているような余裕はなくなってきている。その中で、ありもしない繭の中身に期待するのではなく、それが空っぽの紙風船であることを顕わにし、Aさんが本来の姿のままに他に開かれていくことが心理療法の仕事なのではないかと思われるのである。ユングが個性化について「個の特殊性とは探し出されるものではない。それはすでにそれがもっている素質の中に含まれている」[6]と述べているように、発達しない人のままに生き抜くことこそがAさんの個性化になると考えられるのである。

一二　おわりに——陰翳礼讃

この事例においては、セラピストがAさんの主体を想定し、本気でぶつかっていったからこそ、その生の迫力がAさんに他者を感じさせ、また空白の世界を顕わにしてきたのだと思われる。しかし、セラピストがAさんの話の空白性に気づいたとき、事態は大きく変わってしまう。それまでAさんの色づけを剝がす機能を担っていたセラピストの生身の体当たりや感情は、それが空白と気づいた瞬間、生の迫力を失ってしまうからである。だからと言って、セラピストがAさんの話を意味も中身もない話だとしてすべて一蹴してしまうならば、Aさんとの心理療法は成り立っていかない。セラピストは心理療法の中でAさんの心理学理論を偽物と見抜き、壊していかなければならないが、文字通りすべて壊してしまっては心理療法が成立しない。ここに発達障害の心理療法の現実的な難しさがあるように思われる。このことを考える上で、先にも引用した谷崎潤一郎のエッセイをここで再び参照したい。薄暗い床の間に掛けられてよく見えない掛け軸についての記述である。

そう云う床の間は大概昼も薄暗いので、図柄などは見分けられない。たゞ案内人の説明を聞きながら消えかゝった墨色のあとを辿って多分立派な絵なのであろうと想像するばかりであるが、しかしそのぼやけた古画と暗い床の間との取り合わせが如何にもしっくりしていて、図柄の不鮮明などは聊かも問題でないばかりか、却ってこのくらいな不鮮明さがちょうど適しているようにさえ感じる。つまりこの場合、その絵は覚束ない弱い光りを受け留めるための一つの奥床しい「面」に過ぎないのであって、全く砂壁と同じ作用をしかしていないのである。

谷崎はこの随筆を『陰翳礼讃』と題している。これが書かれたのは西洋の文化が庶民の生活にも取り入れられはじめた昭和八年である。すなわちこれは、部屋に白色電球がつき、日本人の生活から陰翳が消えてきた時代に書かれたものなのである。谷崎は、自分たちがもはや陰翳の中で素朴に暮らしていた頃には戻れないと意識した上で、あえて陰翳を礼讃する随筆を書いた。日本座敷の陰翳の中では、そこにかかっている絵は描かれている中身を鑑賞するというよりも、光りを受け留める「面」としての奥床しい魅力があると谷崎は言う。日本人の生活はすでに明るく、陰翳の中に漂うものではなくなってきているけれど、それ以前に戻ろうとするのではなく、空白に美を見出す日本人のこころを意識することによってそれを讃え、存在せしめていこうというのがこの随筆の趣旨なのである。あくまで一つのイメージではあるが、延々と続くAさんの心理学理論は日本座敷の床の間に飾られた絵のごときものと考えられないであろうか。「案内人」であるAさんの話から、それは「多分立派な絵なのであろう」とも想像されるのであるが、それはじっくりと内容を検討し、鑑賞するためのものではない。しかしだからと言ってこちらが強制的に床の間から外してしまえば、そこは文字通りただの空間と化し、Aさんの世界ではなくなってしまう。それは砂壁のように、ただの空白でありながらもその空間を構成しているものとして扱われるべきなのだ。Aさんはその「古画」にどのような意味や価値があるのかを熱く語り、セラピストはその意味を知ろうとしてきた。しかし、それが「砂壁」

同然であることはすでに明らかである。そのことを知りながら、セラピストは光と蔭の加減でそれがちらちらと揺れるのを静かに礼讃する。Aさんとセラピストとの関係はこの心理療法においてこのような形で実現されてきたのであろう。そしてそれこそが、Aさんが空白の世界にありながらにして他との接点に開かれていくための足がかりではなかったかと思われるのである。

最後になりましたが、事例の記載を快く承諾してくださったAさんに心より感謝申し上げます。

第二部

発達障害と現代社会

第六章　対人恐怖から発達障害まで――主体確立をめぐって

河合俊雄

近年において、発達障害という診断を受ける人がいちおう統計的にも増えていることはすでに第一章で指摘した。そうすると、医学的な文脈では、一九四三年に自閉症という名の下で発見された症状が、年を追って増えていることになる。しかしそれは、そのように医学モデルで考えることができるのであろうか。また本書で展開されてきた、発達障害における「主体のなさ」という特徴は、発達障害がクローズアップされる以前にはどのようになっていたのであろうか。そのような特徴をもった人はいなかったのであろうか。もし存在していたとしたら、そのような人たちはどのように生きて、どのように心理学的に捉えられていたのであろうか。

一　症状と診断の変遷

医学の領域を見てみると、たとえば二〇〇九年に、新型インフルエンザが発見され、その流行が全世界を震撼させたのはまだ記憶に新しいところである。医学の世界では、新しい病気の発生や流行がつきものである。ヨーロッパ中世まで遡れば、大幅な人口減をもたらしたほどのペストの流行にはすさまじいものがあるし、近年のＡＩＤＳの発生と感染の衝撃はまだ記憶に新しいどころか、いまだに脅威である。また抗生剤の発見によって、ほぼ押さえ込むことができたと考えられていた感染症が、また新たな感染症の発生に脅かされることになったり、耐性菌の誕生による新たな問題を引き起こしていたりすることなども、症状や病気の消長が、一筋縄では行かないことを物語っているように思われる。さらには近年におけるアレルギー疾患の増加には、文明による環境の変化が強く影響していると考えられる。それは耐性菌の問題についても当てはまるかもしれない。

そして医学におけるそのような動きに対応するかのように、心理療法や精神医学においても、新しい病理や症状が登場し、流行することがある。少し古いところでは、そもそも精神分析の誕生のきっかけになったヒステリーという症状がそうであるし、また大戦後の戦争神経症もそうであるし、一九七〇年代に心理療法家や精神科医を混乱に陥れた境界例もそうであろう。

しかし心理療法における新しい病理や症状というのは、純粋な医学における新しい病気や症状ほど単純ではない。というのも医学における分類や疾病概念が、たとえば原因となるウイルスや細菌、具体的な身体症状や細胞レベルでの変異など、客観的なものに基づいているのに対して、精神医学や心理療法における診断概念には、必然的に診断をしたり、名づけたりする側の主観が入ってくるからである。

たとえば神経性無食欲症（Anorexia Nervosa）は、一七世紀にまで遡るモートン（Morton, R.）をはじめ、その存在はもちろんずいぶんと以前から指摘されていたけれども、大きく取り上げられるようになったのは、一九六〇年代からで、それ以後急速に増えていく。けれども、江口重幸(1)によると、ジャネー（Janet, P.）

の報告しているヒステリーの例に、神経性無食欲症の症状にぴったりと当てはまるようなものがあるという。確かに、お付きの者が馬車でついてウォーキングするとか、お母さんの体型まで近づかないようにと、母親のウェストの長さのリボンを腰に巻いて、それ以上太らないようにしている女の子の事例が挙げられていて、現在知られている神経性無食欲症の病態像に一致する。そうすると、同じ症状が、ジャネーによっては、あるいはジャネーの時代にはヒステリーと考えられていて、それが後に神経性無食欲症と呼ばれるようになったことがわかる。つまり必ずしも新しいカテゴリーや診断が新しい症状を捉えているわけではなくて、それはこれまでにも存在していた症状に異なる診断名が作り出されたに過ぎず、診断や分類には診断する側の主観性が関与している割合が大きいということになる。確かに近年における脳科学や遺伝子レベルでの分析は、精神医学の研究においても大きな影響を与えつつあるけれども、他の医学の領域で精密検査が用いられるレベルでの臨床における個別の事例での活用には至っていないように思われる。

その意味で、本書に取り上げられている自閉症や発達障害についても、医学で初めて取り上げられたのが一九四三年であっても、それは新種のウイルスのようにそのときに初めて発生し、発見されたのではなくて、以前にはどのように捉えられていたのか、また歴史的にはどのような人が発達障害と考えられるのかも考慮する必要があろう。

客観的にある症状が増えるだけではなくて、それを診断するセラピストの主観性の要因が大きいとすると、セラピスト側の見方の変化によって、ある概念や症状が生まれたり、それが流行したりすることがある。一世を風靡した「アイデンティティ拡散」などはその典型的なものかもしれない。しかも複雑なのは、セラピストの見方によってある症状が作り出されたり、増えたりするだけではなくて、セラピストの見方や世の中で広まっている考え方にクライエントが影響を受けることである。セラピストがある概念や見方でクライエントに接していくと、クライエントがそれに合わせていくことも多い。特に多重人格においてなどは、その傾向が顕著であることが定説になっていて、セラピストが多重人格であるとみなしていくと、クライエントはそれに応じて多くの人格を作り出していくこともしばしばである。セラピストは自分が正しい診断や見立てをしたと思うかもしれないけれども、それはクライエントがセラピストの見方に合わせてくれたに過ぎないかもしれない。

それだけではなくて、そのときに社会的に大きく取り上げられている症状や心性に、クライエントが同一化することもよくある。たとえば、自分のことを「アダルトチルドレン」と呼んだり、「トラウマ」に苦しんでいるとか、「PTSD」であると考えて相談室を訪れたりした人は多いと思われる。最近ではついに、自分のことを「発達障害」であると考えて相談に来たり、あるいは親が自分の子どもが「発達障害」ではないかと心配して相談に訪れたりすることも増えはじめている。したがって、心理療法の領域において、症状と診断の変遷を議論するには、かなりの慎重さを必要とするのである。

二　対人恐怖の減少と近代主体

そうは言っても、単なるセラピスト側の見方の変化にとどまらず、心理的な問題や症状は変遷してきているように思われる。京都大学の心理教育相談室は、全国に先駆けて有料化された大学の相談機関であり、近年においては、一年に約一〇〇件の新規のケースが受け付けられている。筆者は大学院在学時代（一九八〇～一九八三年）と、教員としては一九九五年から現在に至るまで、初回面接の様子が報告されるインテーク・カンファレンスに参加しているけれども、そこには明らかに心理的な問題や症状の変化がうかがわれる。もちろん大学の中の相談室という特殊要因や、京大の相談室の社会での認知のされ方の変化なども考慮する必要があろうが、それでも訪れてくるクライエントが変化していっていることは否定できないであろう。

たとえば「対人恐怖」という症状は、激減しているのが間違いないように思われる。対人恐怖だけではなくて、そもそも葛藤をもった、いわゆる「神経症」というカテゴリーに属するクライエントが減少しているかもしれないが、その中でも対人恐怖の減少は特に顕著である。それは河合隼雄も、不治の病に倒れる直前のインタビューで次のように指摘しているところである。

「そういう意味で興味深いのは、対人恐怖症は、今はほとんどなくなってきたんです。ものすごい少ないです。ぼくが臨床始めた頃は、対人恐怖症がものすごく多かったんです。いまそれないですよ。対人恐怖にならんと、ただ引っ込んでるのや。人前に出なきゃならない、でも出られない、そういう葛藤があるから対人恐怖症になるんでしょう？　今は葛藤なしにポンと引っ込んでしまうんです。赤面恐怖の人もものすごい減ってます。赤面恐怖いうたら、積極的に出てくるか、ボーンと引っ込むか。その間に立って、いちばん困ってる、人間関係の日本的しがらみの中でフラフラになってるのが赤面恐怖だったんですよ。それがなくなってきてる代わりに、途方もない引きこもりになるか、バンと深刻な犯罪になるか」(2)

ここで「日本的しがらみ」という言葉が用いられているように、対人恐怖というのは日本人に特有の神経症で、ほとんど欧米には見られないものである。つまりそれはきわめて文化・歴史的な症状であり、現象である。以前にも指摘したことがあるけれども、対人恐怖には、日本において近代意識、あるいは近代主体を確立させることに伴う葛藤が関係しているように思われる。(3)対人恐怖の人は、DSM–Ⅲにおける社会恐怖症（DSM–Ⅳでは社会不安障害）と異なって、親や友人などの親密な人でも、まったく見知らぬ人でもない、いわゆる中間の関係の人に対して不安を抱く。たとえば「近所のおばさんが自分の悪口を言っているように思われるので怖い」「同じ教室のクラスメイトが自分のことを後ろから見ているように思うので怖い」などのように訴えるのである。このような中間の存在の人々とは、なんとなく自分の周りにいる、これまでのゆるやかな共同体的なつながりを形成してきた人たちと考えられる。したがって対人恐怖とは、これまでの共同体に包まれているあり方を出て、近代的な主体や近代意識を確立させようとするときに生じる不安や葛藤と関係していると考えられるのである。症状の訴えに登場する近所のおばさんやクラスメイトの視線は、他者の実際の視線ではなくて、実は自意識によって生み出されてきている想像上のものにほかならない。自分の主体性に気づき、それに焦点を当てようとするけれども、自意識が周囲の存在と入り交じって、他人に見られ、噂されているように感じられるのである。

それに対して西洋では、共同体からの個人の解放や、自意識の確立は、内面性を強調するキリスト教にすでに端を発しているもので、歴史的には少なくともルソー（Rousseau, J.-J.）の『社会契約論』（一七六二）にまで遡るものである。つまりヨーロッパ社会では、国家の成立と個人の確立というのが、いわば両側から村落共同体、教会、ギルドなどの中間集団を解体していったのである。ルソーの「社会契約論」とは、中間集団を無効化し、排除して、国家と個人が直接的に契約を結ぶものにほかならない。そのように中間集団の解体が歴史的に成し遂げられてしまった結果として、自意識の確立が中間集団との間の葛藤となることは現代ではもはや症状として生じてこない。対人恐怖という症状がヨーロッパや北米ではほとんど存在しない所以である。

対人恐怖は、近代主体の確立をめぐっての葛藤を示す典型的な症状と言えよう。西洋における近代主体の特徴は、ギーゲリッヒ(4)によれば、デカルト（Descartes, R.）における「考える私」と「延長としての物体」の分離、遠近法、宗教改革などに典型的に認めることができよう。つまり物や集団のほうに主体があった前近代的なあり方が、個人の意識に主体が移されるのが、近代主体なのである。すべての物の存在を疑っていった有名なデカルトの懐疑とは、物に宿る魂を否定して、「考える私」という人間主体を確立させるという転換を遂げたものである。それによって個人の内面や自分と自分の関係、つまり自己関係が成立してくる。自己関係は、すでに述べたように、自分で自分を低く見る劣等感、自分で自分を責める罪悪感、自分が脅かされると感じる不安など、神経症の症状と密接に関係している。その中で周囲からの視線や噂によって、自分が脅かされていると感じる対人恐怖は、近代主体の確立をめぐる一つの典型的な神経症であると言えよう。日本の文学史上でこの葛藤を最も見事に示したのは、自らも対人恐怖に苦しんだ夏目漱石であると考えられる[5]。心理療法というのは、主体を前提として、自己関係によって治療しようとするので、対人恐怖というのはすぐれて日本における心理療法の対象であったことがわかる。

　しかし、対人恐怖が近年において激減しているというのは、日本において、西洋と同じように共同体からの自立という形での近代主体の確立という課題がすでに克服されたことを意味するのであろうか。確かに共同体の弱体化や希薄化ということは指摘できるかもしれないけれども、この仮説が正しくないことは、臨床的な分析以前に、日本社会や日本人の表層的な分析をするだけでわかるであろう。周囲の考えを気にする日本人、意見が曖昧な日本人という国際社会での変わらないレッテルからして、日本人が西洋的な主体を確立したとはとても思えない。それでは西洋においてポストモダンや主体以後ということが言われるように、近代意識や近代主体はもはや意味がなくなって、近代主体は解体される方向に向かっているから、近代主体確立という課題はもはや重要でなくなっているのであろうか。筆者は、近代主体の確立という課題は日本において、いつの間にかもはや重要でなくなって、葛藤や罪悪感のない、いわば「ポストモダンの意識」を目指す方向になっているのではないかというのを論じたことがある[6]。その意味では、近代意識というのは、飛び越されてしまったことになる。そしてそのような意識のあり方を最も的確に描いているのは、村上春樹の小説であると思われる。[7] 確かにこのような視点から対人恐怖の減少を論じることもできよう。

けれども対人恐怖が減ったからと言って、主体確立の課題は終わったわけではなくて、実は主体確立をめぐっての歴史は続いているかもしれず、それが違った形での病理を生んでいるのかもしれない。この章では、そのような視点から日本における病理や診断の変遷を見ていき、近年における発達障害の増加について考察していきたい。そしてその際に、世界、特にヨーロッパと北米での病理の流行がいかに日本でも重なっていて、しかもその意味が異なっているかが興味深いところである。

三　境界例——主体のアンビヴァレンス

カーンバーグ[8]（Kernberg, O.）が、いわゆる境界例と言われるものについての、包括的な人格理論と治療論をもって登場したのは、一九六〇年代の終わりである。そして日本においても、一九七〇年代、一九八〇年代に、いわゆる境界例というものが専門家の間で話題になり、またそれへの治療的対応が深刻な問題になっていく。

境界例の歴史についてては、第八章でも詳しくふれられているように、以前には、境界例はその名称からして、精神病、つまり統合失調症と神経症との中間に位置するもののように理解されていた。けれども次第に、その独自性を考える方向に精神医学や精神分析の議論は進んでいく。それはこれまでの抑圧という防衛機制を中心とした神経症についての人格理解と区別して、分裂（splitting）のメカニズムから境界例の人格理論を考えたカーンバーグの理論にはっきりと示されている。[9] カーンバーグは対象関係論と自我心理学を融合させた人だけあって、その境界例理論には、あくまで自我の防衛のバリエーションとして境界例のメカニズムを捉え、人格障害という形で人格構造を保とうとする試みが認められるのである。

さまざまな理論的説明や病因論的説明が可能であるけれども、心理療法における境界例の人の特徴をまとめると、関係性へのこだわり、徹底した他者への責任転嫁、要求の際限のなさという三点に要約できると思われる。境界例の人は、どこまでも親子関係、恋人関係、治療関係などの二者関係にこだわり、そこにしがみつこうとする。時にはストーカーのような状態になる。その際にさまざまな理論で指摘されているような、見捨てられ不安や、相手の理想化と脱価値化の両極が生じてくる。セラピストのことを賞賛していると思ったら、その次のセッション、それどころか時には同じセッションでの数分後にセラピストを罵倒するように急変したりする。関係性へのこだわりとも関連するが、自分の幼少の頃や思春期の頃の親の仕打ち、あるいはセラピストや前セラピストの心理療法での不十分な対応に自分の現在の悲惨な状態や治療がうまく進まないことの原因を求め、徹底的にそれを批判し、攻撃しようとする。これが他者への攻撃と責任転嫁という二つ目のポイントである。何年も前の親の扱い、ある時のセラピストの対応などが、ことあるごとに再三再四取り上げられて、非難され、攻撃される。そして苦しいゆえに途方もない要求を親などの周囲の人々やセラピストにも突きつけてきて､それにたとえ親やセラピストが応えようとしても､要求は際限もなくエスカレートしていき、とどまるところを知らないのである。

制限や治療枠などに関して、境界例の治療はこれまでの心理療法の常識や、人間関係の常識が通用しないことを家族にも専門家にも痛感させた。セラピストがクライエントの要求に応えようとしたために、要求がますます過激化していく悪循環にはまった場合には、その治療はおろか、セラピスト自身がほとんど再起不能なぐらいに打ちのめされることすらあった。たとえばクライエントの苦しさに配慮して、少しの時間の延長や、電話をセラピストが認めると、それがますます長くなったり、頻繁になったりして、ついにはセラピストが対応できなくなり、日常生活が破壊されてしまうまでになる。もっとも境界例という診断については、関係性が重要であればあるほど、それがセラピストの見方によって引き起こされている場合もあることを指摘しておかねばならない。つまりセラピストが治療関係にこだわったり、いわゆる転移や逆転移などでそれに関連づけてクライエントのさまざまな行動を理解しようとしたりすると、必然的にクライエントが境界例的な心性を帯びてくるからである。つまり境界例という診断や見立てが、境界例を作り出すリスクをもっているのである。

境界例については、フロイトがいわゆるエディプス構造をもった人を治療の対象にしたのに対して、心理療法の対象が広がっていったとして見ることもできるかもしれない。つまりエディプス構造とは、欲望と対象との間に禁止するものや、言語などの媒介するものが入ってくる三者構造であるのに対して、境界例においては直接的な二者構造が問題になるからである。そうすると心理療法が治療の対象を広げていく中で必然的に出会ってしまった現象と考えられることになる。

しかし一九七〇年代、八〇年代に境界例は非常に多かったように思われるし、これを歴史的に対人恐怖の次に登場した病理として、さらには主体確立の試みとして見ていくことができるかもしれない。そのヒントの一つは、対人恐怖の重症化である。笠原嘉が初めて「重症対人恐怖」と名づけた対人恐怖は、自己視線恐怖や自己臭、醜貌恐怖を中心としていて、対人恐怖は数の減少とともに重症化していく。[10] これは、統計的な調査研究においても裏づけられている。[11] 醜貌恐怖は、自分の顔が醜いのではないか、鼻が曲がっているのではないかなどと思い悩み、時には妄想的になり、自己臭とは、自分から臭いにおいが出ていると信じ込む症状である。これは、自分は醜い、臭いにおいをもらしているといわば妄想しないと、自分を特殊で個別的なものとみなし、自分の主体性を保持できなくなっている状態であると考えられる。このような主体確立の病理が重症化し、これまでの神経症の枠組みを超えていってしまったことが、境界例の流行につながっていったように思われる。

主体の確立という視点から見ていくと、境界例の人には、すさまじい自己主張が感じられる。時間の延長、セラピストなどの相手の過去の失敗の非難などに関して、まったく隙がなく、妥協の余地などない自己主張がなされてくる。そこには自己主張できないとか、相手を配慮するとかいう一般に流布している日本人の特性の欠片すら認められない。それはきわめて主体的な態度のように思われる。それではこれを主体性の発揮や確立とみなすことができるのであろうか。事態はそのように単純ではない。なぜならば、その自己主張の内容を検討してみると、実は常に自分の主体的な責任を回避し、どこまでも相手にやってもらい、相手に責任を転嫁しようとするものであることがわかるからである。たとえば、自分の現在の不幸や症状は、親の育て方における失敗によると頑強に主張し、それに対して自分ではまったく責任を負おうとしない。つまりその意味では徹底的に主体性を回避している。したがって主体性ということに関して、境界例においては極端なまでのアンビヴァレンスが認められる。どこまでも主体的になり自己主張しようというのと、主体性を回避しようというというわば両極が感じられる。あるいは、主張という形式としては主体的であるけれども、内容としては相手の責任として、主体的にならないという言い方をしてもよいかもしれない。このことは、親との関係をはじめとして、どこまでも相手にこだわって絡み、戦うというあり方に関しても言えることである。つまり戦うことで相手から離れ、自立していこうというのと、攻撃するゆえにいつまでも相手に絡みつき、自立しようとしないというのと両方の力が感じられる。その意味では、対人恐怖の場合にあった主体性をめぐっての不安や葛藤が、境界例においては主体性のアンビヴァレンスにまで先鋭化していると言えよう。

境界例の人の相手へのしがみつき方は、グローバルな視点からすると、共同体や人間関係の弱体化や希薄化と関係しているように思われる。つまり自分を支える関係性が弱まっているからこそ、二者関係という一点だけで、しかもそれを否定し、攻撃することでしがみつこうとするのである。これは、共同体の弱体化とともに、それにしがみつこうとする「いじめ」という現象が目立ってくるのと同じである。その意味では境界例という症状は、主体性の確立をめぐってのアンビヴァレンスだけではなくて、共同体に関するアンビヴァレンスも認められるのである。

しかしなぜ、日本における主体性の確立を目指しての病理の変化が、西洋での病理の変化に対応するのであろうか。それは西洋ではあまりにも強固になってしまった主体や自我を解体させる動きとして境界例が出てきているのに対して、日本では主体や自我をいまだに確立させようとして、境界例という病理が登場しているという解釈が成り立つように思われる。[12] いずれにしろ境界例は、神経症のような自己関係が通用しない世界なのである。

四　解離性障害——主体の分裂

このように流行した境界例であるけれども、境界例と診断されるクライエントは、一九九〇年代に入って減っていったように思われる。それにとって代わっていったのが、解離性障害である。憑依状態のような、何かが取り憑くという現象は、狐憑きをはじめとして、前近代に特有なものと考えられていた。フロイトの扱ったようなヒステリーの症例でさえ、一時はまれになったと考えられていた。ところが北米で解離性障害や多重人格が増えているという報告がされ、解離性障害についての包括的な理論が、パトナム[13](Puttnam, F.W.)

によって立てられる。このあたりは、境界例とカーンバーグの関係を思い起こさせるものがある。そして北米での解離性障害の増加が日本で紹介されたのは一九九三年が最初であろう。[14] それが日本でも増えてきているることが報告され、一九九五年には日本でも『精神科治療学』などの専門誌で特集が組まれるようになる。[15] 境界例においても、幼少時の親との関係は重要なテーマであり、しばしば境界例の人は親の育て方を強烈に非難し続けるけれども、解離性障害に関しては、トラウマとの関連がよく指摘されるのが特徴的であろう。[16] そして、一九九〇年代に入って、日本でも解離性障害の症例は増えていっているように思われるし、また典型的な解離性障害ではなくても、解離というメカニズムが中心になっている人に出会うことは多くなっていった。

解離性障害、特に多重人格が実際に一九九〇年代に増えてきたのかどうか、慎重に判断する必要があろう。というのも、すでに指摘したように多重人格は医原病の可能性も指摘されていて、セラピストが別人格に名前を与えようとすると、どんどんと新しい人格が増えていくなど、セラピストの態度に左右されることの多い症状だからである。けれども広い意味での解離性障害のクライエントは増えていったのは間違いないように思われる。多重人格のような劇的な症状より、むしろ一番典型的に見られるのは、思春期を中心とする自傷、万引きや摂食障害のクライエントであろう。寝る前に過食をしたり、吐いたりしたけれども、それを覚えていないとか、万引きや自傷をしたけれども覚えていないなどというクライエントは非常に増えていったように思われる。自傷に関しては、以前の境界例のクライエントがはっきりと自殺する意図をもって自傷していたのとかなりニュアンスが異なるように思われる。また自分の行った問題行動について罪悪感を抱いていなくて、それどころかそれを覚えてさえいないクライエントは、特にスクールカウンセラーを務めていると増えていった実感があろう。岩宮恵子はそのような事例を記述している。[17] それは、放課後に見つからないようにして牛乳パックを教室の壁に投げつけて、炸裂した後を残していた男の子のことである。ある日その子は遂に現場を見つかってしまって、先生と話し合うことになるが、「僕はしてません」と言い、見た人がいたことを指摘しても「証拠がない」と主張するのである。これもある種の解離として捉えることができよう。

対人恐怖の場合に主体をめぐっての葛藤があったのに対して、境界例では強烈な自己主張と他者への責任転嫁という主体に関するアンビヴァレンスになったと述べ、その意味では矛盾する動きが自分の中にバラバラに存在していた。それが解離性障害では、ついに主体は完全に分裂してしまう。境界例の人が二者関係にしがみつくことで辛うじてもっていた現実とのつながりのようなものはますます希薄化し、ほとんど存在していない。これはついに、共同体や親などの、主体を包む存在が心理的に存在しなくなったことを意味していると思われる。解離性障害に関して、トラウマが原因として挙げられることが多いのは示唆的である。それはもはや共同体や人間関係ではなくて、ただ、トラウマという一つの出来事を通じてしか、現実との接点がないことを示しているように思われる。そして多重人格や、そこまで極端でなくとも、自分のなした行為を覚えていないような、バラバラの主体しか存在していないかのようである。主体性ということの定義に、統一性というのが含まれるとしたら、これはまさに主体性ということに矛盾する主体性である。あるいは、主体というのは自分で自分を見て意識するという自己関係の構造をもっているとすると、その意味でも解離は主体性という定義に反する。さらには、解離性障害において、あるいは解離性障害の理論や治療者において、トラウマというのが重視されるが、これはまさにフロイトの掲げた心理療法のパラダイムを逆転させるものであると言えよう。つまりフロイトは、自分の患者たちが語ったトラウマが、実際には存在していなかった場合があるのに気づき、「心的現実」というのが症状形成や心理療法にとって決定的であるとする。[18] つまりこれが主体の内面性の発見である。しかし解離性障害の理論において重視されるトラウマは、まさにこの心理療法のパラダイムや、内面性という主体のあり方を否定する側面をもっているのである。自己関係や統一性がない主体ということになると、解離性障害というのが、主体性の確立を求めての新しい展開として捉えることができるのか、それとも近代的な主体の確立という課題は、すでに意味をなくしているのかということが問題になってくる。これについてはこの章の最後にもう一度検討したい。

また、文化差や歴史性の問題にふれておくと、解離性障害に関しては、欧米では多重人格が多いのに対して、日本では全健忘が多いという指摘がある。このことも、欧米では一度確立された主体が断片化されるのに対して、日本ではむしろ主体の不在というあり方であるのを示しているかもしれない。

五　発達障害——主体の欠如

非常に流行した解離性障害も、いつの間にか影を潜めたように減少していき、特に典型的な多重人格のようなクライエントは、最近ではあまり見かけないようになってきていると思われる。その後から、近年に非常に目立つようになったのが発達障害である。特に学生相談などをしていると、その割合は顕著に増えているように思われる。第一章で指摘したように、日本の小・中学校での六・三パーセントの生徒が発達障害の範疇に入るというような調査結果すらある。[19] 学校に入っているスクールカウンセラーからすると、これは誇張された数字ではないというのが実感であろう。今世紀に入ってから一番流行しているのは、間違いなく発達障害であろう。

本書では発達障害を、自閉症スペクトラムを広げて、ＡＤＨＤなどの軽症のものを含めて捉えたほうが心理療法的アプローチにとっては適切であるとみなしている。そしてその中核的な特徴は、すでに述べたように「主体の欠如」であると考えられる。つまり主体がないから、極端な場合には他者が認識されず、言語が生まれてこないのである。もちろん軽い人の場合は、言語能力などはあるけれども、その場合にも主体の欠如という特徴は顕著であるように思われる。第一章で詳しく述べたように、境界のなさ、象徴性のなさ、時間性のなさ、直接性の必要性、こだわり行動など、発達障害の人のさまざまな特徴は主体のなさということから捉えることができる。そして主体のなさの結果として、発達障害の人は関係をもてずに孤立している場合もあれば、逆に特に軽度の人はとても相手や状況に合わせてしまって生きている場合もある。

解離性障害の場合は、まだ主体が解離したバラバラの形で存在しているとも言えるけれども、発達障害においては、主体がそもそも欠如している。もっとも日本の全健忘を中心とした解離性障害では、主体の不在とみなすこともできるので、発達障害における主体の欠如にかなり近いとも言えよう。主体の欠如という事態になると、これはいよいよ「主体の確立」という課題が難しくなり、それどころか意味をなくしているように思われるかもしれない。そもそも主体の確立をめぐっての症状の変化という流れで発達障害を取り上げることに無理があるかもしれない。しかし考え方を変えると、発達障害においては主体というのが、主体がないという否定的な形で現れてきているとみなしたほうがよいように思われる。母親というのが、不在を通じて現れ、認識され、喪失によって母親像ができるのと同じように、心理的なものの現れ方は逆説的で弁証法的である。つまり後でも述べるように、主体のないあり方は、物や相手のほうに主体を認めていく前近代の生活や世界観を考えてみても、歴史的にも普通に存在していたかもしれないけれども、主体の確立が現代において要請されることによって、主体のなさというのが目立ち、症状となるようになってしまったと考えられないであろうか。

発達障害と言われる人たちが、歴史的に存在しなかったかどうかは、もう少し子細に検討する必要があろう。さまざまな天才が、発達障害ではなかったのかという議論はよく見られる。[20] そのような天才ではなくとも、たとえば昔の職人などを考えてみても、あまりコミュニケーション能力がなくても、自分の仕事に没頭し、物だけに関わっていけば、生きていくのは可能であったのではなかろうか。仕事だけではなくて、家族関係においても、夫、妻、父親、母親、嫁などとしての役割が明瞭であった時代には、その役割に合わせていればよくて、主体性を発揮する必要も、主体性が求められる必然性もなかったかもしれない。そもそも前近代の世界というのは、相手や物に主体を認めていくあり方で成り立っている。[21] 自己主張する前に、まず相手が何を求めているかを考え、また自分のお箸やお茶碗があるように、相手や物に主体が現れている。それが現代において「主体の欠如」が目立ってしまうということ自体が、やはり「主体の確立」という課題が、歴史的な要請として存在していて、それに応えられない人たちが症状を生み出していくように考えられるのである。たとえば、第二次産業を必要とする変化が、それに適応できない人を統合失調症としてはじき出してきたのに対して、第三次産業を中心とする別の時代になって、その変化に対応できない人びとが、発達障害になっているという見方があるくらいである。[22] つまりこれまで物を相手にしていたらよかった人たちが、仕事で人を相手にすることによって破綻していったと考えられるのである。

衣笠隆幸は、発達障害の人が表面的には別の症状を呈していることを、「重ね着症候群」と名づけている。[23] 現在において発達障害とみなされている人の主体のなさから考えると、そのような人たちは以前から存在していて、精神科医や心理療法家の診断や見立てに合わせて、一九七〇年代、一九八〇年代に境界例としてふるまっていたことも十分に考えられる。そもそも境界例というのが、セラピストとの関係性において生まれやすい病理や症状である。直接性を必要とすることや、こだわりが強くて、コミュニケーションがうまくいかない発達障害の人が、セラピストに誤解されたり、関係をこじらせたりして、境界例というカテゴリーに押し込められていった可能性がある。また解離性障害についても同じことが言えるのではないだろうか。発達障害の人たちは主体がないだけに、セラピストに合わせがちで、期待に合わせて別人格を作り出して、解離性障害という診断を受けていた可能性はないだろうか。

逆に、発達障害の人たちが心理療法を通じてよくなってくると、解離性障害や、境界例に似た状態を呈することは、さまざまな事例を見ているとよくあるように思われる。主体が生まれてくると、境界や区別ができてくる。それがバラバラの主体となって現れてくることがある。あるいはこれまでなかったのに、ときどき出てくる主体というのが、解離性障害のように思えることがある。また人間関係が生まれてきた途端に、ある特定の人にこだわるというのは、発達障害の心理療法において、あるいはそれ以前にトラブルによって問題が露見する過程によく見られる展開である。

六　今後に向けて――新しい主体概念

主体性確立という歴史的要請の中で、対人恐怖に始まって、発達障害に至るまで、どのように心理的な病理や症状が主体の確立とその挫折をめぐって変遷してきたかという視点で考察してきた。このように変化してきた病理が、今後どう変化していくのかはわからない。これまでの流行した病理や症状が続いた期間の長さからして、そろそろ発達障害の次の症状が出てきてもおかしくない時期に入ってきている。ただ確実に言えるのは、従来の心理療法のモデルがますます通用しにくいものになっていくであろうことである。つまり心理療法はそもそも主体性があって、自分の内面と向き合える人を前提としているのに対して、境界例以後の症状をもつ人はそうでない人であり、今後もその傾向が続いて、それどころか強まっていく可能性は強いであろう。

その際に、主体の確立というのは、対人恐怖の減退をもって終わり、われわれはポストモダンの意識の時代[24]、つまり近代主体確立以後の時代に入ったのか、それとも主体を確立するというのは不可能ではあるものの、永遠の課題であって、くり返し立ち現れて、それに失敗するあり方として、また新たな症状を作り出していくのか、子細に検討する必要があろう。

このことは、心理療法で扱われる症状をどのように位置づけるのかということにも依ってくる。つまり、一つの見方として、心理療法で扱われる症状は、そのときの意識のあり方やその深層をそのままに映し出しているとみなすことができるかもしれない。そうすると、対人恐怖以後の流行した症状、特に主体がバラバラな解離性障害と主体のない発達障害をもって、主体確立という方向性は歴史的に終わっていっていることになる。しかし別の見方として、症状は、そのときの意識のあり方からドロップアウトしているものを示していると考えることもできる。たとえば、世界がますますグローバル化し、世俗化が進むにつれて、イスラム原理主義など、それに反動する動きが強まっている。けれども、そのような過激な反対運動は、その意図に反して、実のところ今の世界の全体としての動きをますます裏付けている結果になっているのである。社会的な動きと同じように、心理的な症状を今の一般的な意識のあり方に対するドロップアウトや反動形成と考えると、発達障害を主体がないという形での主体形成への反応であるとしたように、まだまだ主体形成の方向は続いていくようなのである。もっともその主体形成というのも、人類の見果てぬプロジェクトかもしれないが。

しかしその主体というものは、いったいどういうものであろうか。確かに主体形成という課題は続いていっても、その主体のあり方は変化してきているのではないだろうか。それをこの章の最後に検討したい。

境界例に関して、一世を風靡した理論を打ち立てたカーンバーグは、「分裂」ということも自我の防衛として捉え、また境界例水準のあり方も、一つの人格構造として見ようとした。だからこそ人格障害という言葉も生じてくるのである。分裂というのは、たとえば同じセラピストに会っているのに、ある時の反応と別の時の反応がまったく異なっていることで、そこに一つの統一体や連続性を仮定することは難しいかもしれない。それにもかかわらず、分裂を自我の機能や防衛として捉えることで、統一体が保たれているとみなそうとしたと考えられる。カーンバーグが自我心理学を受け継いでいると言われるのももっともである。この考え方には、あくまで自我という主体を人格の中心に位置づけるというイデオロギーのようなものが認められる。それはまた、そうでないと精神分析という装置が働かないためでもある。

しかし自我や主体とは、そのように人格の中心に位置づけられるものなのであろうか。それに対してラカン（Lacan, J.）の卓見は、自我が鏡像としてまず外に発見されるというものである。それは鏡像と自分の同一視のうちに、内面に位置づけられていくものなのかもしれない。

ここで少し唐突ではあるが、中心性ということの関連で、文化人類学の「王」について述べていることから、主体について考えてみよう。王というのは、国の中心として考えられる。しかし人類学によると、王は最初から中心にいるのではなくて、むしろ異人であって、周辺から中心にもたらされるものなのである。たとえば、ポリネシア人は、彼らの王がよそ者であり〈異人〉であることをくり返し語るという。(25)放浪していたキリストも同じようなイメージで捉えられるかもしれない。それだけに、王は必要がなくなったり、時期が来たりすると、また追放される。『異人論序説』の中で赤坂憲雄は、「初源的な王あるいは原型としての王は、〈異人《マレビト》〉として共同体（王国）を訪れ、やがては共同体（王国）から逐われて放浪の境涯へと去ってゆく存在である」(26)と述べている。精神分析、特に自我心理学で信じ込まれている主体とは、周辺からやって来た自分の由来を忘れて、中心に固定されてしまった主体であって、それは一つの幻想やイデオロギーに過ぎないかもしれない。主体というのが実体でないところからして、むしろ主体とは周辺から中心へ、そして中心から再び周辺へという動きのことを言うのであろう。

その意味で発達障害への心理療法的アプローチから主体というものを考えてみると、中心ではなくて、「動き」や「差異」という面が強いように思われる。たとえば、第二章で取り上げた軽症の例においても、クライエントとセラピストの持つミニカーが衝突することによって主体は立ち現れる。この瞬間にクライエントとセラピストは出会い、また離れる。それによって主体が立ち上がるのである。つまり主体は中心ではなくて、二人の接点にできる。これは中心から見ると、周辺にできるということになろうが、むしろ接点に主体が立ち現れると考えたほうがよいのではなかろうか。これはセラピストを閉め出すことによって主体ができた事例など、多くの事例について当てはまることであると考えられる。第四章の大人の発達障害についての概論で、セラピストが自らの主体をぶつけることによって、クライエントの主体が立ち上がるとされているのも、同じ事態を指している[27]。

その意味で示唆的なのは、二〇一〇年に、発刊一〇〇年目を迎えた柳田國男の『遠野物語』である。『遠野物語』をよく読み返してみると、そこには村里も、異界も描かれておらず、その境界での、山男から動物、西洋人に至るまで、想像上から実在のものまでさまざまな異質の他者との出会いを描く構造になっているのがわかる[28]。たとえば「山々の奥に山人住めり」として始まる物語の第三話では、山で大きな美しい女の人に出会った佐々木嘉兵衛という猟師が、たちまちにしてその女を撃ち殺すというものである。

はるかなる岩の上に美しき女一人ありて、長き黒髪を梳りていたり……不適の男なれば直ちに銃（つつ）を差し向けて打ち放せしに弾に応じて倒れたり……

異質の他者、ここでは山女と思われる美しい女に出会い、撃ち殺す瞬間にこっち側と向こう側が出会い、その間の境界ができる。それが主体の立ち上がる瞬間ではなかろうか。従来の主体というのは、イメージ化すれば、無意識を象徴する森や山に対する意識としての村や、その村の中心として考えられてきた。しかしそのような中心としての主体ではなくて、もっと動きということを重視すると、主体とはこちら側と向こう側が出会い、そのときに同時に両者の区別や分離が成立する接点や動きのようなものと考えたほうがよいのではなかろうか。発達障害への心理療法的アプローチを通じて、発達障害においてどのような主体が問題になるかを追求してきたところによると、それは真ん中に実体化された主体ではなくて、接点に立ち上がる主体であるように思われる。したがって今後も歴史的に主体というものや、主体の確立という課題が大切ではあっても、主体概念も変遷してきているかどうかに注目する必要があろう。

第七章　ドラえもんからみる発達障害
——主体なき世界に生まれる主体

畑中千紘

一　はじめに

本章は、ある事例検討会において、「のび太」（漫画『ドラえもん』の登場人物）をイメージさせる事例に出会ったことから着想されている。軽度発達障害と思われるそのクライエントは、一見不思議な行動や言動をしていたが、それをのび太のものとしてイメージしてみると、途端に腑に落ちるように思われてきたのである。もちろんそのクライエントはのび太ではないし、安易に両者を結びつけることは慎まねばならないが、ある作品のイメージが事例理解の助けとなることは少なくないように思われる。そのときの筆者のイメージが当該の事例とどの程度一致しているかはわからないが、このことを端緒にして、かねてからその愛読者の一人であった筆者の中に『ドラえもん』と発達障害の重なりが次々と見出され、本章に至ったものである。『ドラえもん』(1)は一九六九年に連載が開始された藤子・F・不二雄の漫画作品である。作者が亡くなった現在でもテレビアニメや映画作品はヒットを続け、インターネットやテレビで名場面や人気道具の特集が組まれ、キャラクターが学習教材や生活用品などに広く用いられるなど、その人気はとどまることを知らない。一九七四年のてんとう虫コミックス（小学館）の発刊以来、約三〇年もの間、コミックスの年間発行部数が一〇〇万部を下回ることはなく、二〇〇三年には累計一億部を達成している。現在でもなお、これだけの人に読まれ続けていること自体、ドラえもんの世界が現代にその正統的立ち位置をもっていることを示しているだろう。

本章では、この『ドラえもん』と発達障害に共通の特徴について述べていくことになるが、筆者は「のび太やドラえもんは発達障害だ」と主張したいわけではないということをまずここで強調しておきたい。作者の藤子自身、自分の漫画は〝娯楽〟以外の何ものでもないと述べているように、(2)『ドラえもん』はまず第一に楽しみ笑うための作品であろう。本論は『ドラえもん』を分析的に読むことで娯楽以上の意味をもたせたり、その登場人物を発達障害のカテゴリーに当てはめたりしようとするものではない。表題が「ドラえもんからみる発達障害」とされているように『ドラえもん』のほうから「発達障害」を捉え直してみようという試みなのである。

第一章において、発達障害を主体のなさから捉えるという視点が呈示されているが、『ドラえもん』もまた同様の視点から捉えられる。『ドラえもん』は小学館の児童向け学習雑誌への連載の形で始まったものであり、連載形式には変遷があるが、一九七三年から一九九〇年までの間には『小学一年生』から『小学六年生』まで六誌同時連載という形がとられていた。つまり、藤子は毎月六学年の子どもたちに向けてさまざまなドラえもんを併行して描き続けたのであり、一つの一貫したお話として描かれた作品とは性質を異にしているのである。また、先にも述べたようにこれは徹頭徹尾、娯楽作品であり、何か教訓や意図、結末をもったストーリーであるわけでもない。このような意味においても『ドラえもん』は中心としての主体をもたない作品と言えるのである。

『ドラえもん』に一貫しているのは、ドラえもんがポケットから出すひみつ道具が、われわれの「できたらいいな」をかなえてくれることである。普段のび太が暮らしているのはわれわれが生きているのと同じ現実世界であり、そこでのび太は落ちこぼれである。しかし、ドラえもんがひみつ道具を出してくれると、のび太は実に生き生きと動き出す。道具の数は実に一三〇三種類とも言われ、(3)(4)本当にさまざまなものがあるが、次節において詳しく述べるように、これらの多くは象徴、時間、自意識などをするりとなくし、世界から中心や境界をなくしてしまうようなものである。そうした道具によって繰り広げられるどたばた劇の中に、さまざまな形で主体のなさが顕わにされていく。そこに発達障害の主体のなさをイメージする際のヒントが隠されていると考えられるのである。本章はこのような視点から『ドラえもん』の世界の特徴を取り上げ、発達障害の理解の糸口をつかむとともに、それへの心理療法的アプローチについても考えを深めてみようとする一つの試論である。

二　ドラえもん世界の諸相から

まず本節では、ドラえもんの世界について時間、自意識、内面、内発性、境界と超越という五つのポイントからその主体のなさを描き出してみたい。ドラえもんは国民的漫画であることから、特に登場人物などの紹介はなしに論を進めるが、引用した作品については、巻末の註に作品名および掲載誌を示しているため、各作品の詳細についてはコミックスを当たっていただけると幸いである。

1 時間軸のない世界——今しかないあり方

野比のび太は勉強もスポーツもできず、外に出れば犬にかまれ、どぶに落ち、家に帰れば昼寝ばかりしている小学生の男の子である。そんなのび太のもとにあるときドラえもんがやって来る。のび太があまりにも落ちこぼれで莫大な借金をしてしまうために、子孫のセワシくんはお年玉が五〇円という憂き目にあっているという。ドラえもんはそんなのび太を成長させ、子孫の悲惨な運命を変えるという使命を負って二二世紀の未来からやって来る。これがドラえもんがのび太のもとにやって来た経緯である。(5)

ところが、『ドラえもん』を通じてのび太の画期的な成長が描かれることはない。たとえば、現在世界的に読者を魅了しているJ・K・ローリングの『ハリー・ポッター』シリーズでは、お話が進めば季節が流れ、学年があがり、登場人物の気持ちや行動も変化する。主人公が成長し、描かれる世界が広がっていくことが作品の魅力の一つと言えるのである。一方、『ドラえもん』には全体を貫く時間軸や物語は存在しない。一つひとつの話ではのび太は色々なことに巻き込まれ、何かを学んだり、決意したり、反省したりする。しかし、だからと言って次の話でのび太が一段階成長しているわけではなく、いつものダメなのび太のまま話が始まる。歴史や文脈が構成されることがなく、のび太は常に〇点をとり、どぶに落ち、犬にかまれ、昼寝をし続けていて、いつまでたってもドラえもんの使命が達成されることはないのである。(6)

このように歴史的時間のない世界においては基本的に〝今、目の前にあること〟が重要である。いやなことがあれば「上げ下げくり」(7)で予定を繰り下げる。「未来小切手帳」(8)を使えばこれから手に入るはずのお金が手に入る。夏にスキーをしたくなれば「季節カンヅメ」(9)で冬を出せばよいし、膨大な年月がかかるはずの真珠や鍾乳洞さえあっという間に作り出してしまう(「しんじゅ製造アコヤケース」(10)、「年月圧縮ガン」(11))。また、後先考えずに「鼻でスパゲッティー食べてみせる!」などと無茶な約束をしてしまうこともしばしばである。(12)

ドラえもんの世界では、このように目先のことが何よりも優先されて物事が進んでいくことが多い。発達障害の事例でも、授業で答えがわかるとすぐに口に出してしまうとか、はさみに興味がわいて直接刃を触ってしまい怪我をするなどということが聞かれることがある。落ち着いて考えればわかるだけの知的能力があるために周囲から驚かれてしまうことも多いが、彼らは〝今〟がすべてで文脈や背景のない世界を生きているために、このような行動を起こしてしまうのであろう。

〝今〟しかないということは、〝今〟が特別な意味をもたないということでもある。三日後に迫った夏休みが待ちきれないのび太は、学校から帰って一〇分しかたっていないのに、「もう夜かな」と尋ねる。さらに三分後には「何時間たった」と尋ね、ドラえもんにうるさがられたのび太は、「スピードどけい」で気の向くままに日にちをどんどん早送りし、ついには夏休みの終わりになってしまっている。[13]この話には、次へ次へと進んでいって、結局のところ、とどまるべき〝現在〟がないことが示されているだろう。ドラえもんの世界では、時間は止めたり（「タンマウォッチ」[14]）、貯めたり（「時間貯金箱」[15]）、せきとめたり（「時門」[16]）することが自在で、無駄にしてしまったときでも「むだ時間とりもどしポンプ」[17]で取り戻すことができる。大好きなドラやきをもう一つ食べたければ何度でも巻き戻せるし（「ビデオ式なんでもリモコン」[18]）、たまに先生にほめられれば何度でも先生を呼び出してほめてもらえる（「本人ビデオ」[19]）などと、ある出来事やある時間が特別な意味をもつことがなく、通時的な時間観念は意味をなさないのである。もちろんこのようなことは現実には不可能であるが、これらは過去・現在・未来がすべて同等の重みをもって区別なく並んでいる様相を表しているものと捉えることができる。ある軽度発達障害の子どもがトランプの〝大富豪〟をしていて、〝革命〟（ゲームの中でカードの強弱が逆になること）が起こったら大変だからと一番弱いカードを最後まで残し続けてゲームに負けてしまったということがあった。これは一見、彼が〝先〟のことを心配し、予測していたために起こったことのように見えるが、その実、〝今〟と〝先〟の区別がないために起こったことと考えられる。のび太がこっぴどくお説教されて、「このままではろくな大人になれない」と、まだつき合ってさえいないしずちゃんと別れることを決意した[20]のと同じ感覚だと思われるのである。

2 自意識のなさ――見通しや内省の欠如

時間のなさとも関わるが、『ドラえもん』には即物的な言動や行動が非常によく見られる。のび太の宿題が終わるまでダメ、とママに漫画を取り上げられたときには、ドラえもんは自分が読みたいばかりに「早く早く!! でたらめでいいから」とのび太をめちゃくちゃに急かしている[21]。体の一部を交換できる「人体とりかえ機[22]」を出したときには、スラリと長い足がほしい、スマートにやせてみたいなど、銘々が好き勝手を言い出して、しまいには誰が誰だかわからなくなってしまっている。のび太も、学校でしょっちゅう立たされて足が疲れれば「立たされてもつかれない機械」を出してもらおうとしているし[23]、野球チームから外されそうになれば、渡すと何でも引き受けてくれる「Yロウ」をジャイアンに渡して一軍に残ろうとし[24]、まったく反省や努力をする姿勢がみられない。思い煩う、省みる、打ち込む、予期するなどといった内面的行為は、自意識によって自身を振り返ったり、過去から未来へと時間を見通したりするからこそ生まれるものである。そのときどきの瞬間しかない断片的な時間の中では、行動は〝後先〟考えない即物的なものにならざるをえない。そこには悩み、努力する中心点としての主体が想定できないのである。

中心のなさは次々に事態がズレていく様相にも示されている。のび太は、スネ夫のパパが出版社の社長と友達で人気漫画を先に手に入れたと聞けば「出版社の社長と友達のパパを出してくれえ」と泣きつき、番組の質が落ちて人気が下がった折にも「視聴率あげ機を出してくれ、さあ、出せ」と迫っていて[25]、そもそもの目的がすでに中心ではなくなっている様を見ることができる。また、本来は〝鮭〟に使うはずの「さいらん液」が「コジツケール」によって〝酒〟に使われたり、[26]元素を組み換えて物体を別の物体に換える「物体変換銃」[27]は「ダイコンからダイをひいてラジを足せば」ダイコンがラジコンになるというように、まるでダジャレのような仕組みになっている。ドラえもんの世界には中心やコスモロジーがなく、そのために言葉遊びのように水平にズレていく動きが多いのである。同様に、葛藤も本質的なものとはなりえない。しずかと遊ぶか宿題をするか迷うのび太は右手と左手でじゃんけんをくり返す。これは一見葛藤のようでもあるが、ドラえもんは「分身ハンマー」[28]を出して体を二つに分けてしまい、葛藤はあっさりと解消される。第四章において挙げられている、外出できなかったクライエントが何の前触れもなくフリースクールに通い出す事例Cのあり方もこれと類似したもののように思われる。二つの相反する考えの間に主体があるのではなく、ある程度迷ってはいても、ある瞬間にどちらか一方の選択肢にするっと抜けていくような自分のあり方がこの作品にはよく示されているように思えるのである。

3 内面のなさ――表面がすべてというあり方

中心を欠いた世界では、表面が重要になる。散らかったものを見えなくしてとりあえずきれいに見せる「かたづけラッカー」[29]、ダイエットしなくても目方を調整できる「ふんわりズッシリメーター」[30]、下手なままだけど歌がうまく聞こえる「へたうまスプレー」[31]、好きな子の前でだけ女の子が寄ってくる「みせかけモテモテバッジ」[32]など、ひとまず見かけだけを整えようとする道具をドラえもんはたくさん持っている。「そっくりクレヨン」[33]で絵を描けば、描かれた物のほうが絵と同じになるし、「本物クレヨン」[34]を使えば描いたものが本物になって動き出す。「腹話ロボット」[35]を使えば人形のほうが人間を操ってうまく話してくれるし、運動をするのがめんどくさければ、「ケロンパス」[36]で運動した人の身体の疲れだけを移せるなど、ドラえもんの世界では本来中心であるはずのものは常に横すべりしていって、何が大事なポイントなのかわからなくなっていくのである。

ドラえもんの道具には本来見えない次元のものを具現化するものも多い。「ココロコロン」[37]をかければ人形の気持ちを聞くことができるし、「たましいステッキ」[38]で触れると身の回りの物がしゃべりだす。「反応テストロボット」[39]を使えば、実際に会わなくても友だちの反応を知ることができるし、「ゆめまくら」[40]を使えば夢が現実になる。それどころか「ユメかんとくいす」[41]で人の夢に口出ししたり、「夢はしご」[42]で他の人の夢に入り込んだりすることだってできるのだ。心、内面、秘密、夢などと言った内側の次元は存在せず、すべてが外に見えている現実と同一平面上で体験されていく。発達障害の場合にも見立て遊びや比喩の理解の難しさが指摘されているが、彼らがこのように裏のない単層的な現実を生きているとすれば、言葉の裏を推し量り、他者の意図を読み取ることがどれほど難しいかは想像にかたくない。夢で見たままに「お母さん、さっき飛んでたね」と母親に話しかける軽度発達障害の事例なども、彼が夢と現実、内面と外面の区別がない世界を生きていると考えれば理解しやすくなるであろう。

このように区別のない世界では、価値や関係も意味をなさない。「ひょうろんロボット」[43]がほめればどんな下手な絵もすばらしい評価を受けるし、「かしきり電話」[44]を使えばパトカーでもジェット機でも他人の家でもたった一〇円で借りられる。「招待錠」[45]でどんな有名人でも家に呼ぶことができ、「家族合わせケース」[46]を使えば誰とでも家族になれる。「友情コントローラー」[47]で友達関係も自由自在、「即席スイートホーム」[48]に入れば誰とでもラブラブになれてしまう……といったように、『ドラえもん』では個別的な人間関係が次々にその個別的意味を失っていく。第二章において発達障害の心理療法で関係を作ることの重要性が示されているが、これらの作品からは、主体のない世界では関係が本質的な意味をもっていないことがよくわかるのではなかろうか。

区別がない世界において一つの目印になるのは「数字」である。頭のよさやかっこよさなどを正確にグラフ化してくれる「正確グラフ」(49)や、いやな目にあうとその分をお金に換算してくれる「いやな目メーター」(50)、「イシャ料しはらい機」(51)などは、数字でわかりやすく差異が示されることがドラえもんの世界にインパクトを与えることを示唆している。また、のび太が「お説教二時間一五分五九秒」(52)と時間で計っていたり、しずかとの帰り道、「出木杉のやつとは二三回おしゃべりした。ぼくには三回だ」(53)と数えているところなども、のび太には話の内容よりもむしろ数で捉えられるもののほうが印象に残っていることが示されている。発達障害のケースにおいても、セラピストの誕生日や年齢を尋ねるケースが多い印象を受けるが、これもセラピストに対して彼らなりのつながりを作ろうとする動きではないかと考えられるのである。

4 内発性のなさ——外からの影響の受けやすさ

自分という定点のなさは感情や意志の欠如としても現れてくる。たとえば、のび太はしずかのことが好きだとされているが、しずかと一緒の時間ができても、ただ彼女をぽかーんと眺めるのみで、そのうちに居眠りしてしまっている(54)し、結婚できるか不安になると「すべりどめ」のガールフレンドを作ろうとまでしていて、本当にしずかのことが好きなのかという疑念を禁じえない(55)。パパにお説教されているのに「ショーライ？考えたこともないけど」「なんでもいいの。らくな仕事でかっこよくてお金さえもうかれば」と軟弱な答えを返している(56)し、思い悩んで「いっそ川に身投げしようかと……」と言ってドラえもんを驚かせたかと思えば、次のコマでは「思ったけど泳げないからやめた」と死ぬ気があったとは到底思えない発言をしたりもしている。[57] あまりに感情や意志の動きが感じられないのび太に、ドラえもんは「ムードもりあげ楽団」[58]や「ドラマチックガス」[59] で感情を盛り上げたり、「ケッシンコンクリート」[60] や「強いイシ」[61] で意志を貫かせようとしたりする。感情や意志などは本来内から生まれてくるはずのものであるが、それを発する主体のない世界では感情も意志も外から与えられるものとならざるをえない。スネ夫にバカにされ、ひどいことをされていたにもかかわらず、ドラえもんに促されて初めてあからさまに腹を立てるのび太の様子などはその典型的なものである。[62]

　このように内面のないドラえもんの世界における神経症のあり方は興味深い。「恐怖症スタンプ」[63] に○を書いて誰かに押せば、その人は〝丸いもの恐怖症〟になってしまうし、「苦手つくり機」[64] では特定の相手に対して任意に苦手な物を設定することができる。これは、雷が怖いとしきりに訴えていた発達障害の子が、平然とした顔で「耳をふさいでいれば大丈夫」と言ったような恐怖症のあり方に通じるものがある。そのとき何か怖いような気持ちがあるのは確かなのであろうが、それは内側に端を発するものではなく、純粋に外的な実体と結びついているのである。だからこそ「恐怖症スタンプ」のマーカーが落ちるように、思いがけないタイミングであっさりと症状が消失するというようなことが起こるのであろう。

　内に根づくものがなければ、当然外からの影響を非常に受けやすくなる。ドラえもんはしばしばドラやきや漫画の誘惑に負けて危険な道具を貸してしまっているし、初めてのび太の家にやって来たときにも、自分がやって来た経緯を説明するはずが、部屋に置いてあったお餅に目がくらみ、「うまいもんだなあ」とぱくぱくとたいらげたかと思うと、目的を忘れてさっさと未来に帰ってしまうというていたらくであった。[65] また、のび太も人の話に簡単に流される。かわいい「いたわりロボット」に慰められれば、それがひみつ道具であると知っていながらも「ぼくがそんなたいした人物だったと初めて知った」とすぐに自尊心を高めるが、その直後にはママの一言で自信がしぼんでしまう。[66] 内的に持続するイメージや考えがないために、目の前にあるもの、今聞いた話にすぐに影響を受けて態度をころころと変えてしまうのであろう。

また、「アンキパン」[67]はパンに写した情報をそっくり暗記できるという道具であるが、そのパンが消化されて体内から出るとそれを忘れてしまう。このような記憶のあり方は、一時的には外からの情報を丸呑みするように取り入れていても、それが身につくことがなく、そのうちになかったことのようになってしまうという内面の空白感をよく表していると考えられる。また、内側の空っぽさを表すものの究極として「宇宙完全大百科」[68]が挙げられる。これには宇宙のあらゆる出来事が収められていて、端末機で呼び出せば「何年何月何日何学校の何年何組にでた宿題」まで解答つきで載っているというすばらしいものである。このように、記憶や思考さえも外付けのハードディスクのようにどこかあずかり知らない場所にあり、自分の内には何も保存されていないというイメージは内面のなさをよく表しているように思われるのである。

5　境界・超越の欠如——〝外〟のない世界

〝内〟面がない世界には〝外〟も存在しえない。したがって、異界や超越も『ドラえもん』では本当の〝外〟として現れてはこない。先にハリー・ポッターを例に挙げたが、ハリーの魔法世界とドラえもんの未来世界は、いずれも日常の中に入り込んできた異界と見ることができる。しかし、それぞれにおける異界のもつ意味合いはまったく異なっている。ハリー・ポッターでは、魔法世界は日常世界とは異なる畏怖や憧れを感じさせるものとして描かれていて、異界体験をくぐり抜けることでハリーが大きく成長していく。一方、ドラえもんでは未来は現実と直結した、簡単に行き来できる世界である。未来の道具も日常世界にするりと入り込み、何の疑問もなく使われている。未来世界はきわめて日常的に体験されていて、それが何か異なるものとの接点にはなっていないのである。安全装置のついたお化けが詰め合わせになった「お化けツヅラ」[69]や、誰でも神様になれる「神さまプール」「神さまマイク」「神さまステッキ」のセットなど[70]は、『ドラえもん』の世界に本当の超越的な存在がいないことをよく示しているだろう。

　ドラえもんの道具には区切りや境界を消してしまうようなものも多い。空が飛べない、死んだら生き返れない、未来はわからないなど、できない・行けない・知ることができないということは、不可能性としての向こう側を作り出し、世界を分割する。だからこそ、期待する・想像する・待つ・信じるなど、その境界を超えようとするこちら側としての内面の動きが生まれてくるとも言えよう。しかし、ドラえもんの世界では、道具によってこうした向こう側は瞬時に取り払われてしまう。「スケスケ望遠鏡」[71]でどんな壁も透かして見通せるし、「テレビとりもち」[72]でテレビ画面から何でも取り出せるし、「オールマイティーパス」[73]でどこでも入場自由になる。ドラえもんは何でも自然な形でかなえてくれる「のぞみ実現機」[74]まで持っているのだ。できない、わからないことで現実と区別されていた領域が、日常の中に平然と姿を現すために、いつまでも〝他〟や〝外〟が生まれることがないのである。

　とはいえ、ドラえもんの世界にも外を志向する動きがないわけではない。たとえば、のび太がしばしば試みる家出がその一つである。しかし、せっかく家を出ようと心を決めても、「デンデンハウス」[75]の話では家出ならぬ〝家入り〟と称してママが来たときだけデンデンハウスにもぐり込むという状態であるし、「ナイヘヤドア」[76]でせっかく自分だけの部屋を手に入れても、ママに家出を気づいてほしくて家の中に引っ越すなど、本当に家を出る話はほとんど見られない。ただ一度、両親にこっぴどく叱られたのび太が今度こそと固く家出を決意し、ドラえもんをネズミのびっくり箱で驚かせてまで出て行ったことがある。[77]のび太は無人島にたどり着き、持ってきた一握りのひみつ道具で偶然に水と食べ物を確保し、なんとそのまま一〇年が経過してしまう。のび太が「どうなってんの？　ぼくがおとなになったら、このまんがおしまいじゃないか」と叫んでいるように、ここでは初めて家出が成功したかのように見える。しかし、ふと一〇年前に捨てた用途不明の道具を触ったことで突然ドラえもんが助けに現れる。なんとそれはSOS発信機だったのである。ドラえもんに再会したのび太は「タイムふろしき」で一〇年前の体に戻り、「タイムマシン」で一〇年前、家出した時刻に戻る。つまり、家出はまったくなかったことになったのである。一〇年間も外に出ていたにもかかわらず、結局それが〝出る〟体験にならずに終わるところは、第一章に挙げられている宇宙の果てまで行ったのにいつの間にか元の場所に戻っている夢にも通じるものがある。〝出ることがない〟事態が問題となる引きこもりであれば、外を否定することによって内側ができていくことなども考えられるが、ドラえもんの世界では出て行こうとする動きがあっても、それが本当の出立体験にはならないということが大きな特徴である。冒険に出ても「ほどほど海賊船」で「ほどほど嵐」に立ち向かい、本当の危険を味わうことがない[78]し、白亜紀に行こうが宇宙に行こうが、彼らは必ず元の日常世界に帰ってくる。死んでしまったしずちゃんの飼い犬でさえ「どんな病気にもきくくすり」で生き返らせてしまうドラえもんの世界では、終わること、出て行くことは本当に難しいことなのである。宇宙の果てまで走っていた「天の川鉄道」が「どこでもドア」の発明によって廃止になったという話が象徴するように、どこにでも通じる「どこでもドア」[79]や時空を飛び越える「タイムマシン」は境界をなくしてしまう道具の最たるものであろう。[80]

また、「あべこべクリーム」[81]「アベコンベ」[82]など性質を反対にしてしまうものや、「コベアベ」[83]など思っていることを本当にやってしまう道具などは、境界を残してはいるように見えるが、世界の両側がくるくると入れ替わっているだけで、実際には区切りが意味をなしていない。区切りなく反転していくあり方は第一章においてもクラインの壺のイメージによって示されているが、ドラえもんにも表と裏がいつのまにかつながっている〝メビウスの輪〟によってその機能が説明されている道具がある。それは、「空間ひんまげテープ」(84)といって野比家に来たいやなお客を帰すために使われたものであるが、これをドアに貼るとドアの表と表がつながってしまうのだ。お客はドアの表から中に入ろうとするのだが、敷居をまたぐとまたそこは表になっていて、いつまでたっても中に入ることができない。ここには、内と外の境界でありながら内や奥につながっていかないドアとして、〝区切りとしての意味をなさない境界〟が具現化されていると言えよう。

発達障害の場合にも、他者や社会との接点が問題となることが多いが、それは彼らが基本的に〝他〟や〝外〟のない世界を生きているためと考えられる。就職や恋愛など、他と関係をもとうとする局面で、なかなか外に足を踏み出そうとせず、周囲がイライラさせられることもあるが、彼らを外に出そうと焦る前に、まず彼らが外をもたない世界を生きていることを理解する必要があるように思われる。

三　ドラえもんからみる発達障害の心理療法——主体なき世界における主体の発生

これまで見てきたように、ドラえもんの世界はさまざまな形で自分という中心のない世界のあり方を示してくれていた。その様相は、ここには書ききれないほど豊かなバリエーションをもっていて、広くスペクトラムで捉えられるようになった現在の発達障害概念を理解するために有用なイメージなのではないかと思われる。本節ではここから一歩進めて、ドラえもんから発達障害への心理療法的アプローチの可能性について探ってみたい。ここではひとまずのび太を視点に『ドラえもん』を捉え直し、まず、のび太と周囲の同質性について述べ、次に同質のものから差異が生まれるポイントについて考察する。これは心理療法の方法論に直結させられるものではないかもしれないが、主体のない世界との関わりのポイントとしてこのようなイメージをもっておくことは、心理療法においても有用ではないかと思われる。

１ 内面のない世界と内面を扱う心理療法

一般的に言って、心理療法は内面を扱うものである。クライエントはさまざまな話をしながら、深層にある意味やイメージにふれ、自らの〝内面〟と向き合い、新たな関係を築く。心理療法はこのような内的作業を行う場であり、セラピストはその同行者と言うことができるだろう。

しかし、これまで述べてきたように、発達障害の世界には、内と外の間に区別がない。彼らとの面接においては、断片的な話がくり返されたり、葛藤や内省がみられなかったりで、少し調子がよくなっても些細なことですぐに元の状態に戻ってしまったりする。物語がまとまりや深まりを見せずにいつまでも表層的な話に終始することも多いし、直接的な接触を求められることも珍しくない。発達障害の世界は基本的に〝内面〟が想定できないために、従来の心理療法のようには展開していかないことが多いのである。

２ 教育や世話焼き

このような個々の心理療法家の体験から、現在、発達障害には心理療法は有効でないとする考えが広がりつつあり、教育・訓練的な対応が広く行われるようになっている。『ドラえもん』においても、何をしてもダメなのび太に、周りの人は正しいことを教えてあげたくなるようで、のび太はママやパパ、先生からしょっちゅう怒られ、お説教されている。しかし、こうした形で与えられるものをのび太はまったく活かすことができていない。パパが偉い人の伝記を買ってくれても「ぼくにとってこういう本は……。手にとっただけで頭がズキンとして……。開くと熱がでて目がまわって吐き気がして。二、三ページで意識不明」(85)とまで言っているし、学校の授業もママのお説教もほとんど聞いていることがない。怒られ、説教され、廊下に立たされても、反省するどころかどうすれば楽にやり過ごせるかばかりを考えているのがのび太なのである。ときおり、お説教に感動することもあるが、「つらいこと苦しいことに、ドンとぶつかって行け!!」というパパの言葉を字義どおりに捉え、ドラえもんに「七難八苦」を出してもらおうとする。(86) 内からわきあがるものが弱く外的な影響を受けやすいのび太には、上から教育することは一見有効に見えるのだが、実際のところ、それでのび太自身が成長するわけでは決してなく、無駄に被害感を募らせてしまったり、ズレて受けとられているだけということも多いと思われるのである。

素直であまり拒否や抵抗を示さないのび太には、お世話をしてあげるという関わりも有効に見える。あるときセワシくんは、ドラえもんといてもまったく成長しないのび太を見かね、優秀な妹、ドラミちゃんを送り込む。(87) 寝坊、居眠り、マラソン、昼寝、宿題と、ドラミは影からそっと手を貸してのび太の日常的なトラブルに的確に対処していく。野次がエールに聞こえる「自信ヘルメット」でマラソンをなんとか完走させ、「瞬間昼寝ざぶとん」で一瞬のうちに昼寝を終わらせ、宿題がおもしろいクイズに感じられる「クイズパズル光線」で遊び気分のうちに宿題を終えさせる。のび太は意図せずすべてのトラブルを乗り切ってしまうのだ。のび太には裏の考えがなく、コントロールしやすいため、きちんと助けてあげればすぐに効果が現れる。完璧なのび太係を見せつけられたドラえもんは「ドラミにはかなわないよ」とつぶやくのである。

3 似たもの同士のドラえもん

一方、この話でのドラえもんは情けない姿ばかり見せている。自分も一緒に寝坊して慌てているし、マラソンで遅れるのび太を見て、「『かくれマント』で姿をけして、あとおしするか。それとも『おならロケット』をとりつけて……」などと提案して、ドラミに「だめよ、自分の力でやらせなくちゃ」と言われたりしている。確かに、ドラえもんの即物的な提案とは対照的に、ドラミは、曲がりなりにものび太自身の力でトラブルを乗り切らせている。しかし、よく考えてみればのび太は眠気に打ち勝ったわけでもなければ、走ることや勉強の苦しさを乗り越えたわけでもない。主体的に選びとったり、現実の厳しさにぶつかったりすることなく、ただ物事だけが順調に進んでいくのである。ドラミのもとにあるのび太は、トラブルにこそ巻き込まれていないが、完全に主体を奪われた操り人形のようにも思える。

それに比べて、ドラえもんはのび太を操るどころか、時にはのび太以上におそまつな振る舞いをみせている。「なるほどその家はくやしい」と奇妙な発言をして、「くやしいじゃなくてあやしいだろ」とのび太に訂正されているし[88]、集中力のないのび太に向かって「何かをしようと思ったらそのことだけに夢中にならなくちゃだめ！」と偉そうにお説教して、何にでも夢中になれる「夢中機」を出そうとするが、のび太をほったらかしで自分も次々に別のことに気をとられ、しまいには「夢中機が出てきたらきみが使え」とのび太に言われる始末である[89]。しょんぼりして珍しくおやつも食べないのび太を見ても「あ、そう、じゃ、ぼくいただきます」と心配する様子もなく、薄情だと言われて初めて「あ、そうか。どうして（元気）ないの？」と聞いているし[90]、お年玉の額をめぐってパパとのび太がもめたときには、それぞれに「お金がきらいになるくすり」と「きまえのよくなるくすり」を渡し、かえって事態を混乱させてしまっている[91]。先にも述べたように『ドラえもん』には一三〇三もの道具が出てくると言われている。機能が重複しているものを多く含みながら、これだけの数の道具が出てくるのはドラえもんが後先考えずに一つのトラブルに対して一つの道具を出しているためでもあるだろう。ドラえもんにものび太と同様、一つの道具をさまざまな状況に適用しようという発想がなく、のび太とまったく同レベルで（あるいはよりひどいレベルで）意味や意志、熟慮や反省といった内面的行為と遠いところを生きている。すなわち、ドラえもんとのび太は即物的で刹那的な世界を生きる似たもの同士なのである。

ここで根本的な疑問がわいてくる。ドラえもんはのび太を変えるためにやって来たのではあるが、そもそものび太を成長させることなど本当にできるのだろうか。ドラえもんの一対一対応の発想では、のび太の成長など望めないのではなかろうか。のび太の未来を変えるためには、ドラミのように即効性のある世話焼きをしてあげるしかないのかもしれない。しかし、ドラミの援助の中でのび太が主体的に何かを学び取ることはほとんど期待できない。それでは、のび太には、ドラミのような完璧な存在の力を借りながら主体なき存在として生きるしか道はないのだろうか。

4 同等ということ

逆説的ではあるが、ドラえもんがのび太と同じレベルから関わっていることが、のび太をそのレベルから解放する契機を作り出しているのではないかと考えられる。ドラえもんの出す道具は即物的で、サボろう、逃げようとするのび太の安直な発想と同じレベルのものが多い。しかし、それだからこそ苦手なことだらけののび太もドラえもんの道具をそれなりにうまく使うことができるのだろう。実際、のび太は、雪だるまを作りたくて「雪アダプター」(92)を出してもらえば、寒いからとあたたかい雪を、重いからと自動的に雪だるま型に積もる雪を降らせて楽しんでいるし、眠っている間に小人が仕事をしてくれる「小人ばこ」を貸してもらえば、一瞬で寝られるという特技を活かして、小人に靴磨きや草むしり、車の修理までをこなさせている。(93)上半身と下半身を切り離せる「人間切断機」で体を切られて驚いても、その便利さをすぐに感得して下半身におやつをもってこさせたりサッカーに行かせたりと、その道具の機能を正しく理解し、場面に応じて適切に用いているのである。(94)このようにドラえもんの道具がのび太を動かすのは、道具がのび太の発想を上回るような教育的なものではないからこそではないだろうか。少しでも失敗すると〝どうせぼくは何をやってもだめだから……〟とすねたり怠けたりするのび太を目覚めさせ、動かしているのはドラえもんが同じレベルから発想して道具を出していることが大きいと思われるのである。

また、『ドラえもん』では道具のほうに難がある場合も少なくない。「ねがい星」(95)は願いを叶えてくれる星なのだが、たい焼きをほしいと言われてタイヤと木、お金をくず鉄、香水を洪水と取り違えるなど勘違い甚だしいし、「正義のパトカー」(96)はその名の通り、正義の味方として悪いものを取り締まってくれるのであるが、まったく妥協がなく〝ただいま〟を言い忘れただけでも必要以上に罰を与えてしまう。「ロボット背後霊」(97)や「チューケンパー」(98)ものび太を守ってくれる霊や忠犬であるが、どれも忠実であるあまりにやりすぎてしまい、結局のび太は彼らを止めるために奔走することになる。また、「めんくいカメラ」はカメラでありながら面食いで、美しいものしか写さないカメラなのであるが、ジャイアンの怖さを噂に聞くと、すっかり縮み上がって面食いのアイデンティティをあっさりと捨ててジャイアンを写してしまい、のび太にあきれられている(99)。このように道具のほうが勘違いをしたり、限度を知らなかったり、意志が弱かったりしてその主体のなさを顕わにするとき、のび太は自然に怒ったり、呆れたり、意志をもったりしている。のび太はいくら怒られても自分のことを省みて考えを改めたりしないが、自分以外のもののダメさを目の当たりにすることによって、〝省みる〟〝立ち上がる〟ということが起こりうるのである。

5　ダメさが露呈する

教育的発想では、落ちこぼれののび太がみんなに追いついていかなければならないということになるが、『ドラえもん』の中にはみんながのび太と同じになる話が見られることも興味深い。のび太は孫悟空のように髪の毛から自分の小さな分身を作れる「クローンリキッドごくう」(100)を出してもらう。大勢になったのび太と小さなのび太の分身たちはジャイアンに仕返しに行こうと盛り上がる。しかし、分身たちがみんなのび太そっくりであったために、ジャイアンを見た途端、全員が逃げ出してしまい、のび太は大弱りとなる。また別のときには、ママにお説教されたのび太は「ぼくが人並みになるんじゃなくて、人をぼく並にする、そんな道具はないの？」とドラえもんに迫り、あきれられながらも「人間うつし」という細菌を出してもらう。翌日、周囲の人は揃って〝のび太病〟に感染し、誰もがのび太のように犬にかまれどぶに落ち、のび太は大喜びである。ところが、ママまでのび太レベルになっているためにまったく生活が成り立たず、のび太はこれではダメなことに気づくのである。[101]

また、道具によって世界全体が象徴や境界をなくしていくことも多い。たとえば「声カタマリン」[102]は飲むと声が文字の塊となって飛び出す薬であり、言葉の意味を解体させ、象徴のない世界を顕わにする道具の一つと考えられる。のび太はこれを使って「ワ」と叫び、「ワ」の字に座って音速で空を飛ぶことを思いつく。これは、一方では言葉を自由に使いこなしているのび太が象徴のない世界に逆戻りしていると言えるだろう。しかし他方では、のび太は本来象徴が意味をもたない世界を生きているのであり、単にその主体なき実態が明らかになっただけとも言える。これは逆戻りとして悲観的に捉えられるべきではなく、第四章において「剝き出しにすること」の重要性が論じられているように、道具を使ってまずのび太の本来的なあり方が隠されることなく顕わになることが、のび太が世界と接点をもつ上で重要なことと考えられるのである。

このような視点から見れば、ドラえもんのダメさが露呈する作品も興味深く思える。「ネズミとばくだん」[103]の話では、苦手なネズミが出て大混乱のドラえもんは「ね、ね、ね……」と話しかけられただけでのび太やママに向けて銃を乱射する。のび太には一発で戦車を吹き飛ばす「ジャンボ・ガン」、ママには鉄筋のビルを一瞬のうちにけむりにしてしまう「熱線銃」と明らかに過剰な武器を渡すだけでなく、ついには「地球破壊爆弾」なる物騒なものまで取り出してしまう。怖がっていられなくなったのび太はママと共に自力でネズミをつかまえようと立ち上がることになる。また、ドラえもんはたびたび近所のネコに恋をする。かわいいネコにすっかりフニャフニャになったドラえもんを見て、のび太は「いつも世話になってるから」と相談にのってやることにする。会話の練習をする二人だが、ドラえもんはまったくピント外れである。「もっとゆめのある話を」と言われれば「ドラやきを百こ食べたゆめを見てね」と夜見た夢の話をしてしまっているし、「好きだってこといわなきゃしようがないだろう」と言われれば「好きです！　ドラやきなら毎日食べてもあきません！」と答え、のび太は言葉を失ってしまう。[104] また別のネコに恋をしたときには、「あんたなんかきらいと言われたらどうしよう」などとなかなか行動を起こせず、あきれたのび太は「行ってこい」とドラえもんの背中をどんと押している。[105] このように、ドラえもんが実はのび太以上にダメなやつだということはさまざまな局面で露呈していく。しかし、そんなときのび太はいつもとは違った主体的な行動を見せる。〝自分で自分のことを見る〟という反省ではなくて、〝自分と同じようなものを見る〟ことによってのび太は自分を省み、少しだけ主体的になることができるのである。

　前節に詳しく述べたように、ドラえもんの世界には基本的に他者や超越がない。そこにあるのは同じものだけである。だからこそまず、のび太が世界と接点をもつために、世界のほうがのび太に合わせていく必要がある。その意味で周りの友人や道具、ドラえもんがダメさを露呈していくことは重要である。みんなが同じだからこそ、のび太はそれに関わってみようとし、工夫をこらし、時には助けてあげようとするのであろう。世話を焼く、教えるといったように上の次元から来るものとは基本的に接点がもてないのび太でも、友達や道具が同じレベルにあることでそこに接点が生まれ、出来事が展開する。他者のない世界との接点は、まずその世界に同質のものとして入り込むことから始まるのだと思われる。

6 同質からの分離

とはいえ、単に同質の存在としてそこにいるだけでは事態は何も変わらない。第四章においても「より強力な同型」としてのセラピストが「蹴り出す」ことの重要性が示されているように、すべてが同列に並ぶ世界に何かの拍子に差異が生まれることが重要であると考えられる。ここではそれをイメージさせる二つの話を取り上げて、同質の世界からのび太が分離する契機について考察し、本節の結びとしたい。

あるときのび太は得意のあやとりで「踊るチョウ」という作品を完成させる。しかし、しずかに見せに行こうとすると、パパにぶつかり壊れてしまう。「もっと男らしい遊びをしなさい」「とうさんはなさけないぞ」と叱られたのび太は、「男らしいとか女らしいとかいったいだれがきめたんだろう」とつぶやき、ドラえもんは男を女らしく、女を男らしくする「オトコンナ」を散布する。様変わりした友人たちの輪にのび太は入っていこうとするが、女らしくなったジャイアンたちとはかみあわない。それならばとのび太は男らしくなった女の子たちと遊ぼうとするが、結局それもうまくいかず、家に帰れば「そんなおてんばだと、おむこさんにいけませんよ」とやっぱりパパに怒られてしまう。世界が反転しても、結局のところ、のび太はどちらにも入れないことがはっきりしてしまうのである。[106] ここではまず、のび太が周囲と関わろうとする上で、世界のほうが境界や意味をなくしていることが重要であろう。この話において「オトコンナ」という薬は、男と女をくるりと反転させている。男が女で女が男という事態は、男と女というカテゴリーの意味を解体させ、両者を区別なく交換可能なものにしてしまう。このことでみんなの中に入っていく気になるのび太だが、結局のところはどちらからも閉め出されてしまう。くるくると循環をくり返す世界からのび太は否応なく閉め出されるが、ここにこそ、のび太が〝どちらにも入れない自分〟として誕生する契機が認められるのである。

次に紹介するのは、ドラえもんのダメさが露呈する話の一つである。お正月だというのにドラえもんは深刻な顔。「実は……今年はねずみ年なんだ」。大げさな反応を見せるドラえもんにのび太は大笑いするが、ドラえもんは至って真剣である。こういうとき、のび太は実にまともなことを言う。「ネズミ年の今年こそネズミに強くなろうと、かたく決心してみない？」　そう言われたドラえもんは、二十四時間苦手なものを人に移せる「にが手タッチバトン」を出して、さっそく主体のなさを披露する。自分よりダメなやつに手厳しいのび太は「そんなごまかしはだめっ。自分の問題として解決しろ。自分をあまやかすな!!」と、どこまでも熱い。ドラえもんはしぶしぶ「スパルタ式にが手こくふく錠」なるものを出してくる。これは苦手をいっそう強くして、慣れていく中で何がなんでも苦手を克服させようとする薬で、そのプロセスには死ぬほどの苦痛を伴うという。のび太に無理矢理それを飲まされてしまったドラえもんは、またもや主体のなさをいかんなく発揮する。「人の身になってみろ！」と言うと、「タッチ!!」と「にが手タッチバトン」でのび太に苦手をうつしてしまうのである。少しだけ主体的になっているのび太は、「いいとも!!　二十四時間ひきうけようじゃないか!!」と頼もしいことを言うが、いざわが身に体験するとまったくふがいない。ねずみ年のおじさん、根住《ねずみ》さん、ネズミ顔の男性にキャーと逃げだし、しまいには恐怖で気絶してしまう。ドラえもんに助け出されたのび太は笑顔でこんなことを言う。「ぼくもわるかったよ。だれにも苦手の一つぐらいあったっていいじゃないか」(107)。

この話でもまた、のび太とドラえもんが苦手なネズミを押しつけ合って、〝ネズミが苦手〟という事態がくるくると取り換えられる主体なき世界が顕在化している。しかし、のび太が発した最後のセリフにおいて、その主体は明らかにのび太である。ひみつ道具でネズミが苦手な状態になっているはずなのに、このセリフは、ドラえもんの気持ちをわかってあげられていなかったのび太として言っているものである。ドラえもんに代わって苦手を克服するには及ばないのび太であるが、この瞬間、偉そうにドラえもんに説教していたのび太とは違う次元ののび太が誕生している。ドラえもんに説教していたのび太には、人の立場に立って考えるというような発想はなく、ただその慌てようを他人事として無責任に楽しんでいた。しかし、実際に同じになってみることによって、ネズミの苦手なドラえもんとそうではない自分が、異なる存在として同時に立ち上がるという事態に行き着いたのである。

ここに示した二つの話では、いったん周りとの差異が消滅し、のび太が世界や他者と同質になっている。そして、やや情けない形ではあっても、ズレたり失敗したりすることで周りとは違う存在としてのび太が閉め出されるポイントに行きつく。この、差異が生まれる瞬間こそが主体のない世界に主体が発生する契機になりうると考えられるのである。もっとも、この話においてもネズミに触れないように押し入れに閉じこもって一日を乗りきろうとするのび太にドラえもんが年賀状を持ってきて、ネズミの絵柄を見たのび太は大慌てという落ちがついている。ある瞬間に主体が発生したとしても、結局のび太もドラえもんも何も変わっていないのであり、ここには主体のない世界においてのび太が確固とした成長を遂げることの難しさも示されている。ドラえもんの世界はあくまでも主体のない世界であり、その中で主体が発生するということは、それ自体矛盾を含んでいて、それほど簡単に実現されるものではないのかもしれない。

四　おわりに——主体の発生に立ち会う

ここまで、ドラえもんの世界の主体のなさを示しつつ、そこでの主体の発生には世界へ参与するための同質性と、差異が生まれる契機が重要であると述べた。これは第二章で挙げられている「結合と分離の結合」という動きとも近いものであろう。ドラえもんの世界での主体の発生は、そこに到達すれば問題が解消するような実体的なゴールとしてイメージすることは難しいのかもしれない。第五章の事例に示されていたように、発達障害の世界はそのあり方が変わることはあっても、それ自体がすっかり解消されるものとしてはイメージされにくい。〝終わりのなさ〟や〝変わらなさ〟こそがドラえもんの世界の特性であり、あるとき主体が立ち上がり、それがいかに感動を呼んだとしても、ふと気づけばまた元通りの日常に戻っている。われわれは、学んだことを適切に他の場面に応用するとか融通をきかせることをのび太に期待するべきではないのであろう。それは、のび太の世界を〝外〟から理解して、〝外〟から教えたり世話を焼いたりしようとするドラミや先生、パパやママと同じ関わりである。のび太は出木杉くんやハリー・ポッターになることなく、ぐるぐると同じところをめぐっているのである。

ドラえもんが多くの人に読まれ続けているように、発達障害の世界もまた、現代に存在するあり方の一つである。だとすれば、超越や変容が起こって世界それ自体が消滅することを目指すよりむしろ、彼らが発達障害の世界にいながらにして主体成立の契機に開かれることが心理療法の目標になるのではないだろうか。のび太もしばしば主体的に努力することを決心するが、たいていその場限りのもので、長くは続かない。しかし、前節の最後に示したように、同じようなくり返しの中で、ひょんなことからときどき彼らの主体が垣間見えることがある。それこそが〝主体のない世界なりの〟主体の成立であり、その瞬間を見逃さないことが大切なのではないだろうか。お説教から何かを学び取ったり、普段の自分を省みてこれからに生かしていくことは難しくても、偶然起こってしまったことや、実際に体験したことからならば、のび太は主体的に行動を起こし、そこから何らかの影響を受けることができる。教育者としてではなく、心理療法の立場からのび太に関わろうとするならば、自分ものび太と同じ、意味や時間のない世界に飛び込んでみることが必要なのであろう。のび太と一緒になって勘違いや失敗をし、共にそれを自らの身に関わるものとして体験しているドラえもんのように。

第八章　発達障害と現代の心理療法
――「自己の無効化」による「治療《セラピー》でない治療《セラピー》」としての自己展開

田中康裕

一　問題の背景――「脳神話」と「無意識の発見」

一九世紀末から二〇世紀初頭にかけて起こった深層心理学という運動を通して、われわれは心理療法という精神の「病の意味」を探究するための新たな道具を手にした。[1]

エレンベルガー[2]（Ellenberger, H. F.）は、その著書『無意識の発見』の中で、近代の心理療法と近代以前の呪術やシャーマニズムとの多くの共通点を提示しているが、それは主として、「意味」をめぐるものであった。シャーマニズムにおける治療においては、「魂の忘失」や「疾病物体の侵入」に病の原因は求められ、失われた「魂の奪還」や「疾病物体の摘出」が試みられたわけだが、このことが示すのは、その治療が、本人、家族、あるいは共同体にとって了解不能な「病」という事態を何らかの「意味」あるものへと変換する装置であり、それ自体「意味」の生成する場だった、ということであろう。

このように、シャーマニズムにおいては、何らかの形で「病」の原因となるものを特定化・実体化し、それを「操作」するという手法がとられた。しかし、これはシャーマニズムにおいて特異的というわけではなく、祓魔術、磁気術、催眠術、深層心理学に基づく心理療法の諸学派、さらには近代精神医学による治療においても当てはまり、これらはその意味で一つのスペクトラムを形成しているように思われる。

その意味では、一九世紀半ばの精神医学者グリージンガー（Griesinger, W.）が提起した「精神の病は脳の病である」というテーゼを近代合理主義精神に基づく精神障害理解を代表するものと考えるなら、「動物磁気（animal magnetism）」の概念を用いてさまざまな病理現象の説明を試みた「磁気術＝メスメリズム（mesmerism）」は、そのような近代合理主義的精神医学と近代以前のシャーマニズムの伝統との間における移行的ステータスを有していたと言えるだろう。

このようなグリージンガーの説に代表される「脳神話」[3]は、その後の精神医学においても中心的な位置を占めることになるが、他方、そのような伝統的な精神医学以外の領域では、一九世紀後半以降、神経学者シャルコー（Charcot, J-M.）を代表とするサルペトリエール学派の催眠を用いたヒステリーの治療や、そのシャルコーのもとに留学した神経科医フロイト（Freud, S.）が自国に戻り内科医ブロイアー（Breuer, J.）と共同で行ったヒステリーについての研究等を通して、精神の病の要因として「心因」が仮定されるに至る。

しかしながら、このような「心因」や、それを仮説推論的に云々する「力動論」と呼ばれる立場は、先に述べた「脳神話」に依拠する近代合理主義的精神医学の潮流と対立しているだけではない。むしろ、それと並列していることに注意を払うことが必要だろう。一見すると別々に見えるこれら二つの潮流は、実際には一枚のコインの表裏であるからだ。つまり、一方では、「脳神話」と呼ばれるように、その構造や働きはきわめて複雑かつ特異的であるとしても、「脳」というある特定の身体部位に還元することで、他方では、「無意識」という作業仮説を導入した深層心理学の立場に代表されるように、われわれの「心」にそのような未知なる領域、あるいは不可知的プロセスを仮定することで、双方とも、精神の病というわれわれにとって了解しがたいものにある種の「実体」を付与しようとした、ということである。

本章ではまず、今述べた「無意識」と「脳」という二種類の〈ブラックボックス〉がそれぞれ、二〇世紀の精神の病の治療の中でどのような役割を果たしてきたのかを考察するが、その際に想定されるのが、「解離」と「発達障害」という二つの系列である。さらに、そこでの議論を踏まえて、そのような発達障害は心理療法をどのように変えようとしているのかを検討し、そのことを通して現代の心理療法のあり方について論究していきたい。

ヒステリーという神経症が主体として二〇世紀の心理療法をイニシエートしたように、(4) 発達障害が主体として改変を迫る二一世紀の心理療法はどのようなものなのだろうか。

二 「解離」系列と「発達障害」系列

1 「解離」系列――ヒステリーから多重人格へ

まず、ブラックボックスとしての「無意識」をベースに深層心理学において展開してきた、「解離」系列の変遷について述べたい。なお、この「系列」に関しては、すでに詳細に論じたので、(5) ここでは概略を示すにとどめる。

(1) 解離と近代的意識との関わり

周知のように、フロイトの記念碑的な二つの著作、『夢判断』(一九〇〇)と『日常生活の精神病理』(一九〇一)に先導されるかのように、「心理学の世紀」としての二〇世紀は始まった。

さらに一九〇二年には、ユングがチューリッヒ大学に「いわゆるオカルト現象の心理と病理」(6)という学位論文を提出する。この論文は主として、交霊会で観察された霊媒S・Wの解離性の人格交代を考察したものだったが、その「導入」には、非常に興味深い別の症例、すなわち、ヒステリー性せん妄を呈したE嬢の症例が報告されている。

このE嬢の症例には、解離症状の中核をなすのは、ある種の変性意識状態であり、その一方の躁の極はトランス(7)であり、他方のうつの極は放心状態であることがよく示されている。彼女の幻覚症状の盛衰は、ユングの記述によれば、「当初は一見無内容な放心状態が、偶然の自己暗示によってある段階まで自動的に次々と形づくられてゆく内容を獲得するが、その内容は経過の中で、おそらくは回復し始めたことに影響されて、発展を止め、ついに治癒とともに完全に消失するのである」(6)（傍点筆者、*CW* 1, par. 27）。

その四〇歳の独身女性は、職場や家族内のいざこざに疲れ果てて消耗しきった状態のとき、そのような自身の内側の空虚さを埋め合わせるように、外側からの刺激である「墓地での散歩が骸骨の幻視を誘発し、三人の少年との出会いが、生き埋めにされた子どもたちの幻覚を呼び起こし、夜間その子どもたちの声を」（*CW* 1, par.26）聞いたのである。

このような描写には、解離が孕む「空虚（否認）性」「被暗示性」「自動性」がよく示されている。そして、このような解離は、自らの空虚感を外側にある何かで埋め合わせ、それを否認しようとするという点で、単なる病理現象ではなく、「心理学の世紀」である二〇世紀における近代的意識のあり方を端的に表していた。ユングが適切にも述べたように、「自己との不一致は文明人のしるし」(8)（*CW* 7, par. 16）であり、「意識的になることによって、その個人はますます孤立に脅かされる」(9)（*CW* 13, par. 395）からである。

別の論文でユングは、「人が意識的になったとき、解離という病の萌芽がその魂に植えつけられたのだ。

なぜなら、意識は最高の善であると同時に最強の悪でもあるからだ」[10]（傍点筆者、*CW* 10; par. 291）とも述べているが、解離は決して、魂に「植えつけられた」ものではなく、魂が「つくり出した」ものなのだろう。そして、そのような解離の特異性は、「われわれの世界の解離という病は、同時に治癒のプロセスでもある。……分割をもたらすものが、結局のところ、結合を生み出すのである」（ibid., par. 293）という点にある。その意味で、一九世紀末にフロイトが創始した精神分析療法は、このような「解離という病」への、あるいは、近代的意識を宿主とする心理学的な〈ウイルス〉としての解離への〈ワクチン療法〉であったと言えるだろう（むろん、ここでの「療法《セラピー》」もまた、後に詳しく述べるように、従来の治療概念がもつ「修復」という枠を超え、魂がつくり出した〈ウイルス〉の自己展開への奉仕を目的とするものである）。

(2) 解離ウイルスへのワクチン療法としての精神分析

そのようなフロイトの精神分析療法が対象としたのは、ヒステリー、特に転換ヒステリーであった。『ヒステリー研究』[11]（一八九三〜一八九五）において、「ヒステリー患者は主に、想起を病んでいる」（*SE* 2, p. 7）と述べたように、ヒステリーは、解離ヒステリーと転換ヒステリーの別にかかわらず、「記憶」をめぐる障害であった。歴史や神話の口承や古代ギリシアの記憶術や弁論術を例に持ち出すまでもなく、「記憶」は、最も内的なもの、個人的なものであり、抑圧にせよ、健忘にせよ、「記憶」の欠損は、主体性の何らかの欠陥を意味していた。だからこそ、〈催眠→前額法→自由連想〉と技法は変わっても、患者の「記憶」「想起」への着目は変わることなく、「想起」は、一つの「浄化（カタルシス）」と見なされ、それによって個人の主体性は回復すると考えられたのである。

このようなフロイトの精神分析療法は、〈ワクチン療法〉の本性として、その対象との同型性を有していた。このことは、精神分析だけではなく、患者に内省をすること求める、すなわち、内省する自分と内省される自分との解離を不可避的に強いる、それ以降の心理療法全般に言えることであろう。そして、このような同型性のゆえに生み出されるのが、その「変異」である。解離という〈ウイルス〉への〈ワクチン療法〉としての精神分析療法が産み出した「変異」、それが次に述べる「境界例」である。

(3) 次世代ウイルスとしての「境界例」

精神分析療法が世界的に広まると、主として一九三〇年代から、それを行うと悪性の退行を起こし、容易に精神病的な状態に陥る症例が報告されるようになった。これらの症例は、「境界精神病（borderline psychosis）」と呼ばれ、フェダーン（Federn, P.）の「潜在分裂病（latent schizophrenia）」（一九四七）、ホックとポラチン（Hoch, P. & Polatin, P.）の「偽神経症性分裂病（pseudo-neurotic schizophrenia）」（一九四九）、エクスタイン（Ekstein, R.）の「境界分裂病（borderline schizophrenia）」（一九五一）等の概念化がなされている。

これら「境界例（borderline cases）」は、一九五〇年代には、精神病の前駆的症状、あるいは、重症神経症とみなされていたが、一九六〇年代後半になると、それは一個の臨床単位としてではなく、特異な人格の表出型として考えられるべきであるという説が、カーンバーグによって提示された[12][13][14]。従来の精神分析は、「現実神経症」と「精神神経症」の別からもわかるように、その診断や治療において、「症状」に焦点を当てていたのだが、彼の「人格構造論」はそれを根本的に改め、それら表面的で当てにならない「症状」から、その背後にある「人格」にその焦点をシフトすることを求めたのだ。そして、このような「人格構造論」に基づいて、それまで「境界例」と呼ばれていた症例は再編成され、一九八〇年に「人格障害」としてＤＳＭ－Ⅲに記載されるに至る[15]。

このことは、精神分析に技法自体の見直しをも迫り、その結果、境界性人格障害に対する「転移に焦点づけた心理療法（Transference-Focused Psychotherapy）」（カーンバーグ[16]、以下ＴＦＰ）、境界性人格障害に対する「直面化」（マスターソン[17] Masterson, J. F.）や、自己愛性人格障害に対する「共感」（コフート[18] Kohut, H.）など、多くの新しい治療技法や理念が生まれた。

（4） 多重人格による精神分析の無効化

今述べたＴＦＰは、対象関係論を基盤として、自己表象と対象表象の分裂した部分の統合に焦点が当てられる。つまり、そこでは、個人は、自己と情動負荷を担った重要な他者といった、相反する諸表象を内的に包摂すべき存在とみなされるのだ。

第三世代の解離ウイルスは、世界中に、とりわけ、アメリカを中心に普及した、内的諸対象の統合に重きを置く、このような人間観に対するレジスタンス（抵抗、あるいは耐性）として発展してきたものであるように思える。それが「多重人格」である。

いわゆる多重人格の症例は、一九世紀末から二〇世紀初頭にかけて数多く報告されたが、一九二〇年頃を境にその後まったく報告されなくなり、一九七〇年代になって再び、アメリカを中心に爆発的に報告されるようになった[19]。以前のものとは異なり、一九七〇年代以降に報告された症例に際立っていた特徴は、その交代人格の数の多さと、ハッキング[20]（Hacking, I.）の指摘した「ルーピング効果」にもよく示されているように、それが面接室の内側にとどまらず、その外側に問題の輪を広げていったこと、すなわち、社会現象化したことである。彼によれば、「ルーピング効果」とは、ある種のフィードバック効果であり、「ある方法で分類された人々は、自分たちが分類された通りに変化してゆく傾向がある。しかし同時に、彼らが変化していくにつれて、分類と記述は絶えず改訂されねばならない。多重人格はこのような効果を完璧なまでに説明した実例である」（二一頁）という。

これらの二つの特徴のうち、前者は、先に述べたような対象関係論的な人間観、あるいは従来の「人格」

概念へのアンチテーゼであり、後者は、あらゆる出来事を治療関係という二者関係へと還元してゆくＴＦＰ的な治療観に対するアンチテーゼであると言えるだろう。そこではもはや、「人格構造論」も、それに基づく「病態水準」という観点も役に立たない。また、そのような精神分析的心理療法を受けた結果、多重人格患者が、幼少時に親から虐待を受けたという「偽の記憶」を想起し、そのことで実際に彼らを訴えるといったことも頻発したため、一九九二年には、そんな親たちを支援する「偽記憶症候群財団」[21]が設立されるに至る。多重人格は今や、一個の疾患単位を超えて、社会的な〈多重人格運動〉となり、まさにそのことによって、個室の中で一対一で行う精神分析を無効化したと言えるだろう。

２「発達障害」系列——脳神話から脳科学へ

前節で述べてきた「無意識」をブラックボックスとした「解離」系列の展開の片側で、前世紀においては、これから述べる「脳」をブラックボックスとした「発達障害」系列の展開があったように筆者には思える。

(1)「脳神話」とクレペリンの精神障害の分類

一九世紀後半の実証主義の潮流は言うまでもなく、精神医学にもその影響を及ぼした。当時の精神医学は、自らを近代的な臨床医学へと完全に変容させるべく、厖大な精神症状の記述や精神障害の分類へとエネルギーを振り向けたのだ。

以下に取り上げるクレペリン[22](Kraepelin, E.)による精神障害の分類もまた、このような潮流の中に位置づけることが可能である。しかしながら他方でそれは、本章の冒頭でもふれたグリージンガーの「精神の病は脳の病である」というテーゼには収まりきらない側面を有していたことも否定できない。すなわち、「精神の病」の身体因を特定する努力はかえって、「精神の病」を身体因へと還元することの不可能性を顕在化させることになり、そうではないものとしての「精神の病」の要因を想定する道を開いた、ということである。先に述べたように、「力動論」という立場はその代表的なものであるが、このような道筋はすでに、クレペリンによる精神障害の分類それ自体の中にも見出すことができる。

周知のように、クレペリンに起源をもち、シュナイダー[23]（Schneider, K.）やヤスパース[24]（Jaspers, K.）によってさらに洗練された古典的な疾病分類においては、精神障害は、①脳に変化がない「非疾病」と、②脳に変化がある、あるいは変化があると推定される「疾病」、とに二分される。①には、「性格の異常」「反応の異常」「知能の異常」が含まれるが、このような「非疾病」をその分類に含まざるをえないあたり、すでに先記の「精神の病は脳の病である」というテーゼには反している。また、②には、「内因性精神障害」と「外因性精神障害」とが含まれ、後者については、脳に変化がある「疾病」ということで問題ないのだろうが、統合失調症と躁うつ病という二大精神病が含まれる後者の「内因性」というカテゴリーは実際のところ、その境界線がきわめて不分明である。それは、「きっと脳に病変があるのだろうが、未だ特定できておらず、近い将来、医学の進歩の中できっと特定される日が来るだろう」という程度のものだったが、そのような病の直接的な原因となるような脳の病変は、今に至るまで特定されてはいない。

このように、極端な言い方をすれば、「精神の病は脳の病である」というテーゼが、何の問題もなく適用されるのは、今述べた精神障害の分類の中では、「外因性精神障害」のみであり、その意味で、近代の精神医学は、脳を、あるいは「脳の病変」をブラックボックス化することで進歩発展を遂げてきたとも言えるだろう。そして、本書の主題である発達障害に関して言えば、後述するように、自閉症は一時期、小児の統合失調症であると考えられていた時期があり（現在でも内因性の精神疾患と捉えようとする児童精神科医はいる）、そう考えると、発達障害は、上記の分類における①と②の「境界」に位置するとも言えるのである。

⑵一九四〇年代――自閉とアスペとADHDの曙

今述べたような、脳に病変がない「非疾病」と病変がある「疾病」との「境界」としての発達障害が、その今日的な状況とも明確なつながりをもつ形でわれわれの視野内で像を結ぶのは、一九四〇年代のことである。これは、前節で述べた神経症と精神病との「境界例」に関する概念化が盛んに行われた時期とも重なっており、たいへん興味深い。

なかでも、第一に言及されるべきは、アメリカの児童精神科医カナーの論文「情動的交流の自閉的障害」[25]（一九四三）であろう。彼は、「聡明な容貌・常同行動・高い記憶力・機械操作の愛好」などを特徴とする一群の幼児に対し、ブロイラー（Bleuler, E.）が提示した統合失調症の四基本症状[26]の一つである「自閉」を当てはめ、「自閉症」と名づけた。彼は同じ論文の中で、自閉症児の母親は、知的な能力は高いが、愛情や温かみに欠けている面があると述べたため、このことは、後の「母原病」という概念や「冷蔵庫マザー」理論につながっていく。また、カナーが一方では、統合失調症の基本症状である「自閉」をその疾患名の中に囲い込み、他方では、その形成要因として母子関係を重視したことは、先にもふれた発達障害の「境界」的なあり方をよく表しているように思える。

次に紹介すべきはやはり、オーストリアの小児科医アスペルガーの論文「子供の『自閉的精神病質』」[27]（一九四四）であろう。両者にまったく交流はなかったようだが、カナーの報告の一年後に、アスペルガーは、自閉症よりも一見軽度ではあるが、「共感能力の欠如、友人関係を築き上げる能力の欠如、一方的な会話、特定の興味におけるきわめて強い没頭、ぎこちない動作」という行為や能力のパターンをもった一群の症例があることを報告した（そこでは、彼らに対して「小さな教授たち」という呼称が用いられている）。この論文は、ドイツ語で書かれたもので、英語圏ではまったく注目を集めていなかったが、後にもふれる「自閉症スペクトラム」の概念で有名なウィングが、彼が死去した翌年の一九八一年に英訳して再発表し、その際に「アスペルガー症候群」という名称が与えられた。

さらに、注意欠陥多動性障害（ＡＤＨＤ）ということで言えば、シュトラウスとレーチネン（Strauss, A. A. & Lehtinen, L. E.）の共著『脳障害児の精神病理と教育』[28]（一九四七）が挙げられるだろう。そこでは、「シュトラウス症候群」と呼ばれる「多動、不器用、行動の学習の障害によって特徴づけられる子どもの脳の障害」が記述されている。さらに、一九五九年にノブロックとパサマニック[29]（Knobloch, H. & Pasamanik, B.）は、同様の特徴をもった小児の症例を、妊娠中・出産前後に起こった脳の微細な損傷に起因するものとし、「微細脳損傷（Minimal Brain Damage）」として記述した。これ以前にも、すでに一九〇二年には、イギリスの小児科医スティル（Still, G. F.）も、「小児におけるいくつかの異常な身体的状況」[30]と題した講演の中で、今日のＡＤＨＤに該当するような衝動的な小児の症例を紹介している。これらの研究に共通しているのは、これら小児の問題行動を「脳の損傷」によるものと捉えていることであるが、その後は、あるかないか判別しようがない微細な「脳の損傷」の有無ではなく、行動特性に焦点を当てた研究が盛んになり、行動面と学習面の問題を個別に捉えるため、一九六三年にはカーク（Kirk, S. A.）によって「学習障害[31]（Learning Disability）」という名称が提示された。このあたりの流れは、心理学における行動主義が勃興する際の動きとも相似しており、きわめて興味深い。

(3) 自閉症の病因と治療

先に述べたような、カナーの言説もあって、自閉症の病因理解においては、一九六〇年代まで、精神分析的な立場からベッテルハイム[32]らが主張する「冷蔵庫マザー」理論に代表されるような心因・環境因説が主流であった。つまり、母親が冷たく愛情に欠けているため、子どもは「適切な愛情の絆」をつくることができず、そのことによって自閉症になるのであるから、その治療においては、セラピストは、そのような「虐待」

の逆、すなわち、「絶対受容」を実践しなければならない、と考えられていたのだ。しかしながら、今から考えるとひどく当たり前のことのようにも思えるが、このような治療には、効果もなく、予後も思わしいものではなかったため、アメリカ精神分析のメッカであるカール・メニンガー病院の自閉症部門は、開設されてほどなく閉鎖となった。

このような中、一九六〇年代後半から七〇年代にかけて、「自閉症の概念」[33]（一九六八）という論文を発表した、イギリスのモズレー病院の精神科医ラターが、「自閉症の中核症状はカナーが言うような『極端な自閉的孤立』ではなく、『先天性の認知機能の障害が原因となる言語的コミュニケーションと対人関係の障害』である」との説を唱え始める。このような彼の「自閉症は先天性の脳障害」という説は、当時としてはきわめて画期的なものであり、自閉症の病因については未ださまざまな立場があるが、今日でも主流を形成している。

これ以降、自閉症と統合失調症とは基本的には切り離して考えられるようになり、自閉症に関しては、いわゆる治療と言うよりも、応用行動分析（ABA; Aplied Behavior Analysis）やそれに基づくＴＥＡＣＣＨ（Treatment and Education of Autistic and related Communication handicapped Children）、一九九〇年代に入ってイギリスで始められたＳＰＥＬＬ（Structure, Positive approaches and expectations, Empathy, Low arousal and Links）など、「先天性の脳障害」であることを前提とした療育プログラムの開発が盛んになった。

ショプラー（Schopler, E.）が開発したＴＥＡＣＣＨは、その最終的な目標を「自立」と定め、自閉症児とその親に対して、個別の教育プログラムを作成し、生涯にわたって継続する一貫した総合的・包括的な援助を行うことを試みるものである。そこでは、応用行動分析に基づいた「構造化」という手続きによって、親も含めた周囲の者が自閉症児に歩み寄り、彼らがその場面でどのように振る舞えばいいのかを理解した上で、安心して自立的に行動ができるよう、環境を視覚的にわかりやすく整理・再構成・明確化することで、彼らの適応能力の不足を補完することに眼目が置かれている。[34][35] 高岡健が指摘するように、[36] このようなＴＥＡＣＣＨは、一九六〇年代半ば頃からノースカロライナ州のある地区での地域をあげた取り組みとして発展してきたものであり、このような取り組み自体、後に述べる発達障害の「外への広がり」という現象に関わっていると言えるだろう。

(4) 今日の発達障害をとりまく状況――「脳科学」の時代へ

発達障害の今日的状況を考える際、一つの大きな転回点と位置づけられるのは、先にもふれたが、ラターと同じイギリスのモズレー病院の精神科医ウィングが、一九八一年に「自閉症スペクトラム」[37] の概念を提示し、自閉症をカナー型からアスペルガー型までのスペクトラムとして捉え、その障害の本質として、「自閉症の三つ組」(①相互的社会性の障害、②コミュニケーション能力の障害、③関心・活動の範囲の極端な狭さ)を抽出したことであろう。これにより、自閉症は、知的障害や言語障害と言うよりも、対人関係の障害として捉え直されることになり、軽度から重度に至るまで幅広いレンジをもつ疾患単位となった。その意味では、この「自閉症スペクトラム」の概念は、今日の「自閉症から発達障害へ」という概念の広がりを基礎づけるものであったと言えるだろう。

他方、第一章でもふれられているように、日本で現在一般的に用いられている「発達障害」という名称は、一九八〇年に「広汎性発達障害」としてＤＳＭ-Ⅲにはじめて記載されたものではあるが、それに対する関心が今日のように高まったのは、児童精神医学の領域では一九九〇年代後半、[38] 臨床心理学の領域では二一世紀以降のことにすぎない。そして、このような関心の高まりは、特定の学問領域にとどまるものではなく、わが国においては、もはや社会現象化しており、この点では、前節で多重人格の社会現象・運動化について述べたような「外への広がり」は発達障害にも見られると言えるだろう。

その一例として、発達障害自体の発生率、あるいは発見率の上昇が挙げられる。ラターが「自閉症スペクトラムの発生率――経年変化とその意味」[39]（二〇〇四）で述べたところによれば、一九六六年の調査では、四‰にすぎなかった発生率が、二一世紀に入ってからの調査では、三〇～六〇‰に上昇し、さらには、二〇〇二年に文部科学省が小中学校の児童生徒を対象に行った「通常の学級に在籍する特別な教育的支援を必要とする児童生徒に関する全国実態調査」[40]では、知的発達に遅れはないものの、学習面か行動面で著しい困難を抱えている（＝いわゆる軽度発達障害）と担任教師が回答した児童生徒の割合は、六・三％にものぼることが報告されている（このような調査結果を受けて、二〇〇四年一二月には、「発達障害者支援法」なる法律が成立し、その第二条で、発達障害は、「……自閉症、アスペルガー症候群その他の広汎性発達障害、学習障害、注意欠陥多動性障害その他これに類する脳機能の障害であってその症状が通常低年齢において発現するものとして政令で定める……」と定義された）。

　このような現象の背景には、先にふれた「自閉症から発達障害へ」という概念の広がりや、文部科学省の実態調査に見られるような調査自体の恣意性もあるのだろうが、それだけでは説明しきれない何かがあるように思える。おそらくそれは、社会学的に言えば、ハッキングが多重人格をめぐって指摘した「ルーピング効果」によるものであろうし、心理学的に言えば、そこには、集合的なレベルでの人間存在の「質」の変化、こころ、あるいは、意識のあり方の変化が深く関わっているのだろう。

　すなわち、大都市の集合住宅において隣人同士がお互いの名字さえも知らない匿名性の中で生活している状況や、一昔前までは、ＳＦの世界での「おはなし」[41]だった、セックスレスや出産能力の喪失による子どもが生まれない世界、さらには、個々人がＰＣのモニターにだけ向き合って、それを通してだけ世界とヴァーチャルな接続が可能なインターネット社会、これらにおいては、ウィングが掲げた「自閉症の三つ組」のすべてが見事に実現している。このように考えると、現代社会それ自体が、そして、世界におけるわれわれの存在様式それ自体が、発達障害化しているとさえ言えるのである。

しかしながら、今日このような現状にあって、ここまでに振り返ってきた事柄に鑑みれば当然のこととも言えるのだろうが、発達障害は、ICD－10[42]の「心理的発達障害」の序論で、その共通点として「中枢神経系の生物学的成熟に深く関係した機能発達の障害あるいは遅滞であること」（二四一頁）が挙げられていることからもわかるように、「中枢神経の障害」「脳機能の障害」であることが一面的に強調され、あらゆる問題が再び「脳」に還元されようとしているようにも思える。そして、そのような状況の中で、発達障害の心理学はもっぱら、発達障害の「脳神話」ならぬ「脳科学」に取って代わられ、「ADHDとワーキングメモリー」「自閉症の脳部位容積」「自閉症の視線認知とミラーニューロン」「心の理論の障害と責任部位」「ADHDへのドーパミンの関与」等々、多くの興味深い研究がなされている。[43]そこにはもはや、純粋にその心理療法を論じた研究など、ほとんど見当たらず、またそのような研究が実現するためのスペース自体、想定されてもいないのである。

3 まとめ――「心理学の世紀」における心理療法の無効化

このように、「脳神話」が「脳科学」という看板に挿げ替えられたとはいえ、その内実は、ポジトロンCTなどを用いた統合失調症者の脳の機能に関する研究がそうであったように、発達障害における精神発達の遅滞や障害と脳の特定領域の未熟性や機能低下の間には、相関関係は認められるものの、決して後者が前者の原因と言えないし、さらには、特異な精神発達を呈する者の脳の機能が特異的であることは当然のことであって、先にもふれた「微細脳損傷」が一時、「困った時のMBD（＝微細脳損傷）」という具合に、臨床的には便利な「ゴミ箱的な診断」[44]となっていたように、「脳」がブラックボックス的にすべてを呑み込んでしまう身体部位であることには現在でもなお変わりはない。

このように、「脳」がブラックボックスであり続けること、そして、ユングの「集合的無意識」の概念にもよく示されているように、「無意識」がブラックボックスであり続けることには、ある一つのテロスがあるように思われる。それは、「心理療法の無効化」である。

一九世紀末に分岐した「精神の病」をめぐる二つの潮流は、一枚のコインの表裏として、それぞれのやり方で、心理療法という「精神の病」の意味を探究するための新たな道具を無効化した。先に示したように、「無意識」をブラックボックスとした「解離」系列では、ヒステリー→境界例→人格障害→多重人格という変遷に示されているように、「人格の多重化（人格がたくさん）」によって、そして、〈多重人格運動〉に代表されるような問題の「外への広がり」によって、他方で、「脳」をブラックボックスとした「発達障害」系列では、第四章で述べたような「人格の無化（人格がない）」によって、そして、その「脳の機能障害」という病因理解を背景とした「治療」から「療育」へという方向転換によって、精神分析だけでなく、心理療法それ自体が無効化されたのである。

しかし、集合的なレベルで無効化されたとはいえ、心理療法という営みはそれ自体として、個人的なレベルでは継続しており、第四章でも述べたように、われわれ心理療法家は今日、発達障害も含めて、これまで心理療法が当たり前の前提としてきた「人格」「内面性」「主体性」といったものが想定できない事例の増加を目の当たりにしている。「解離性障害」と「発達障害」は、〝「人格」「内面性」「主体性」といったものが想定できない事例〟という意味で、第六章で述べられているように、主体性の確立という視点で見れば、一つの連続性をもっているとも、また、本章で述べてきた文脈で考えると、上記の二つの系列の交錯点となっているとも言え、いずれにしても、われわれは、そのような「対象」に出会う中で、従来の心理療法それ自体の見直しを迫られているのだ。

心理療法がその対象によってあり方を変えられてきたのは、その歴史が示す通りであり、ユングの神経症についての有名なテーゼをパラフレーズすれば、「心理療法が発達障害を癒すのではない。発達障害が心理療法を癒すのである」[45]。その意味で、発達障害は、心理療法にとってある種のアンチエージング・ドラッグでもあると言えるのだろう。

次項では、その「従来の心理療法それ自体の見直し」[46]に際して不可避である、人間の精神の歴史における心理療法というプロジェクトの自己展開について考えてみたい。その中で先に述べた「無効化」もまた、その自己展開の一部であることが示されるだろう。

三　治療《セラピー》でない治療《セラピー》（the therapy that is no therapy）

1　精神分析による「治療」概念の越境[47]

フロイトは、その晩年を代表する論文「終わりある分析と終わりなき分析」[48]（一九三七）の中で、分析を終えるに際して満たされるべき条件として、「症状の克服」と「抵抗の除去」の二つを挙げている。このことは、いわゆる近代の身体医学が依拠する治療観に照らせば、至極もっともなことであるようにも思えるが、こころの問題やその治療に関する限り、事はそう単純ではない。なぜなら、フロイト自身、ここではひとまずこのように述べてはいるが、精神分析という営みはその始まりから、以下に示すような意味で、近代の身体医学のそれとはまったく異なる地平に身を置くものであったからだ。

ストー[49]（Storr, A.）は、催眠から前額法、さらには自由連想へと至るフロイトの治療技法の変遷が精神分析にもたらした根本的な変化として、患者がかなりの程度自立的であることが求められるようになったこと、すなわち、分析の経験を通して、患者は、分析家の側からの直接的な助言や指示を期待するのではなく、自分自身を理解する方法としての精神分析を用いることを学ぶよう求められるようになったことを挙げている。患者は、「そこで得られた新たな洞察によって、次には自身の問題を自ら解決することを期待される」（四一頁、傍点筆者）のだ。

そうであれば、患者にとって分析家の存在や精神分析のセッションがもはや必要なくなったとしても、精神分析という装置は、患者の中に埋め込まれ、生涯にわたって時に応じて作動し続けるものでなければならないわけで、その意味において分析が終わるということはない。事実、フロイトは同じ論文の中で分析家候補生が受ける「教育分析」について、「教育分析が与えた刺激はそれが終了後もやむことはなく、自我を変革する過程は被分析者の中で自発的に継続されるのであり、またその後の経験がすべて、この新しく獲得された感覚において用いられるようわれわれは期待するのである」（*SE* 23, p. 249）と述べ、さらに、すべての分析家が定期的にそのような教育分析を受け直す必要についてふれ、「これはつまり、患者の治療分析ばかりでなく、教育分析もやはり終わりのあるものではなく、終わりなき無限の課題となることを意味している」（ibid. 傍点筆者）とも述べている。

フロイトはむろん、先に示した二つの条件も併せて、分析の終了が実際上の問題であることは認めていて、「分析の仕事は自我機能にとって最もふさわしい心理的諸条件を保障することであり、それをもって分析の任務は完了する」（ibid., p. 250）とも定義しているのだが、精神分析はむしろ、先に引用したような分析がもつ「終わりなき無限の課題」という側面によって、自分自身となりえた、すなわち、従来の医学における「治療」の枠組みを踏み越えることができたように筆者には思える。また、このような精神分析のあり方は、後の多くの心理療法の学派に影響を与え、その意味で、therapy をその名に含む心理療法を狭義の「治療」概念から解放する役割をも担っていたと言えるだろう。

これが、精神分析による「治療」概念の越境であり、心理療法はそこから始まっている。すなわち、心理療法の本質とは、その非治療性にあり、だからこそ、ユングも自らの心理療法の中核として「個性化の過程」を据えたのだろう。シャムダサーニ[50]（Shamdasani, S.）が述べるように、そこに至り、ユングにとって「心理療法はもはや単に病者の治療だけに関わるものではなく、健常者のためのより高度な人格発達の一手段となった」（二〇頁、傍点筆者）。その背景にあるのは、人間は生涯にわたって心理的に発達し変容していくという思想である。その意味で、心理療法はあくまで、そのような「個性化の過程」の途上にある個人の心理的変容を生涯にわたって促進する一つの手段であり、「ある問題が解決したから」「ある症状がなくなったから」ということだけを根拠にその終結が云々されるようなものではないのだ。

2 人格なき発達障害の心理療法――病態水準以外の観点の必要性

筆者は以前、発達障害や解離性障害の心理療法においては、「病態水準以外の観点」が必要であることを述べ、神経症や精神病などの旧来的な精神病理を「渦巻型」、発達障害や解離性障害を「波紋型」として分類したが[51]、前節で述べた心理療法が本質として孕む「非治療性」に鑑みれば、このような必要性は至極当然のことのように思われる。

前節で述べたように、精神分析は確かに、自身がもつ「終わりなき無限の課題」という側面によって、従来の医学における「治療」概念の踏み越えは果たしたが、他方で自らが踏み越えたはずのその古い「治療」

概念にも依然としてとどまり続けた。その端的な表れの一つが、カーンバーグの「病態水準」の概念であろう。先にふれたカーンバーグの人格構造論は、表面的な「症状」ではなく、その背後にある「人格」に焦点を当てるという点では、症候論に基づく伝統的な精神医学的診断や、「症状の意味」を重視する古典的な精神分析とは異なるものであったが、「症状」ならぬ「人格」を査定することで「病態水準」を判定し、診断や予後の判定を行い、治療の方針を定めるという意味では、依然として旧来の「治療」の枠組みの内側にとどまるものであったからだ。

しかしながら、第四章で詳述した「重ね着症候群」という概念にもよく示されているように、人格なき発達障害の心理療法においては、人格構造論に基づく病態水準という観点は通用しない。彼らの訴えは、時に神経症的、時に人格障害的、時に精神病的であり、彼らの「中核」は「空っぽ」で、そのように「自分がない」からこそ、さまざまな病態の「衣」をまとわざるをえないからだ。

先にもふれたように、発達障害の心理療法では、従来の心理療法が当たり前の前提としてきた「人格」「内面性」「主体性」といったものを想定すべきではない。「渦巻」とは異なり、「波紋」がその内側に中心をもたないように、彼らの心的世界を考える際には、「人格」といった「中心」、あるいは「中核」の存在を前提とすることはできないのだ。

また、「波紋」が起こる端緒となるのはあくまでも、外的な力であり、それは外側に広がり、やがて消える。さらに、二つの「波紋」が相互に干渉し、より大きな「波紋」へと変容するような場合、生起した時系列上の順序や物理的な大きさは違っていたとしても、そのようなより大きな「波紋」への変容においていずれか片方が「主」であるというわけではない。臨床実践においては、このような「波紋」にも似た「空っぽさ」と、それゆえの「外側からの干渉されやすさ」をもった彼らのあり方を、「病態水準」ではかるのではなく、それ自体独自のものとして見抜いていくことが肝要となる。

本書において、表現は各々によって異なるが、一貫して述べられているように、心理療法は今や、無反省に従来のやり方やあり方にとどまることをやめ、発達障害という自身が向き合っている新たな対象に変えられることを受け入れねばならない。つまり、発達障害を「病態水準」に当てはめて考えるのではなく、発達障害という観点から「神経症」「人格障害」「精神病」といった慣れ親しんだ病態の本質を捉え直すことが必要なのだ。この文脈で言えば、われわれが今、真に求められているのは、先にもふれた通り、発達障害という観点からの心理療法の見直しであろう。

3 心理療法による「自己の無効化（self-cancellation）」

先述のように、精神分析によって、心理療法は狭義の「治療」概念から解放された。そのような非治療性こそが心理療法の原点である。そして、発達障害という観点から心理療法を見直そうとした際に明らかになるのは、発達障害によって、心理療法の本性としての「治療《セラピー》でない治療《セラピー》」というあり方が剝き出しになったということであろう。そのような形で、発達障害は、心理療法の自己展開に奉仕している。

第四章でもふれたように、筆者は「成人の発達障害の心理療法」(52)という論考の中で、「発達障害の心理療法における留意点」として、〝「深層」というファンタジーの放棄：「おはなしにならなさ」をそのままに〟〝「中立性」というスタンスの放棄：セラピストが自らの主体をぶつけること〟〝「適応」という目標の放棄：主体が立ち上がる瞬間に立ち会うこと〟という三点を挙げたが、これらの意図するところは、心理療法が、従来自らが依拠してきた「治療」としてあるべき基本的なスタンスを放棄すること、すなわち、自己を無効化することにほかならない。

ギーゲリッヒ(53)は、「石でない石」としての錬金術におけるメルクリウスについてふれ、それは、自然で素朴なイメージの処女性に対して「反省（＝でない）」によって与えられた裂け目や傷を負った「反省の所産」であると述べた。また、その「石」というイメージに反省によって刻まれた裂け目は、異質なものとして外側からではなく、自身の内側から到来したものであり、そのような自己否定性によって、錬金術はイマジネーションと弁証法的論理の連結点たりえたのだという。

このような自己否定を伴う錬金術のイメージの本性としての reflected-ness、あるいは wounded-ness は、心理療法というプロジェクトの自己展開を理解する上でも重要であろう。すなわち、発達障害によって剝き出しになった「治療《セラピー》でない治療《セラピー》」という心理療法の本性は、心理療法そ れ自体がわが身に、そのような「傷」を引き受けるに至ったことの証でもあり、「自己の無効化」はその一つの方途でもある。

言葉を換えれば、発達障害という「対象」による無効化はその実、「石」というイメージに反省によって刻まれた裂け目と同様、異質なものとして外側からではなく、あくまで自身の内側から到来したものであり、心理療法がその始まりからもっていた「非治療性」という本性の実現だった。しかしながら、このような自己展開の中で、「治療《セラピー》でない治療《セラピー》」という本性が剝き出しになったことが意味するのは、単なる心理療法というプロジェクトの明るい未来に開かれた進展ではありえないこともまた確かである。

実際のところ、欧米では、心理療法はもはや完全に滅びつつある。一九八〇年代以降、すでに述べた〈多重人格運動〉はその代表的な例であるが、心理療法の内側で起きた出来事に法律が介入して訴訟が頻発するという事態や、その「経済」に保険という社会制度が介入するという事態が起こったからだ。近年の心理臨床の領域における認知行動療法の台頭も、そのような法律や制度の介入と深く関わっている。それは、新しい心理学や心理療法の始まりなどではなく、その終焉であり、その意味で、二一世紀は心理学の世紀とは決してなりえない。

「発達障害は、心理療法にとってある種のアンチエージング・ドラッグでもある」と先に述べたが、不老不死の妙薬を精製することを目指した中国の煉丹術における「水銀＝メルクリウス」がそうであったように、「薬」は、その本性として「毒」でもありうる。その意味では、心理療法はすでに、発達障害という「毒」を喰らったのであり、錬金術がレトルトやビーカーを作り出すことで自らを時代遅れなものとし化学に道を譲ったように、自死し果てる運命にあるのだろう。ハッキングが述べるように[54]、今の「ニッチ（niche）」を生きている者には、次の「ニッチ」はわかりえない。そうである以上、われわれ今日を生きるセラピストは、そのような「無効化」を外側から被ったものとしてではなく、むしろ心理療法の運命や自己展開としてよく認識しつつ、その「時」を待つ以外ないのだろう。

四　結語――発達障害とユングの心理療法

先にもふれたように、筆者は、発達障害の心理療法の要点の一つとして、〝「中立性」というスタンスの放棄：セラピストが自らの主体をぶつけること〟を挙げたが、これは果たして、心理療法にとってそれほど新奇なことだったのだろうか。

シャムダサーニがユングの『赤の書』の序論で明らかにしたように、フロイトが分析家の中立性や匿名性を重視し、寝椅子を使った自由連想法を用いたのとは正反対に、ユングは、自分の被分析者や患者たちに、自己分析で自分が用いた方法を伝授しようとし、その手本を示すため、自身の分析室にあったイーゼルに立てかけてある『赤の書』それ自体を彼らに見せることとさえあった。ユング自身が言うように、彼はいかなる意味でもフロイトの分派ではなかったのであり[55]、このような彼の臨床実践のスタンスにはすでに、発達障害の心理療法における〝「中立性」というスタンスの放棄：セラピストが自らの主体をぶつけること〟が実現されていたように思える。

また、ユングは、「医療と心理療法」[56]（一九四五）という講演の中で「真の心理学的診断は、治療が終結した際にのみ明らかになる」（*CW* 16, par. 197）と述べ、「心理学的診断」と「医学的診断」とを明確に区別したが、そのようなユングを始祖とするユング派の心理療法では、病理や病態水準への関心は薄く、一回一回、あるいは一瞬一瞬の「出会い」を重視する傾向が強い。つまり、ユングが言う「心理学的診断」とは、そのような一瞬一瞬の「完全なる認識 = dia-gnosis」として、セラピストという他者との接触で顕わになった、クライエントの今現在のあり方を描き出し、それを一つのテキストとして読み込み、そこに織り込まれている心理学的課題を暫定的に措定することなのであり、敷衍すれば、セラピーそれ自体が、このような「心理学的診断」の無限の反復でもあるのだ。

本章で述べてきた人格なき発達障害の心理療法では、そのような一回一回、一瞬一瞬の「出会い」に専心する態度こそが必要不可欠であり、だからこそ、第四章で筆者は、その関わりの要諦として、「剝き出しにすること」や「蹴り出すこと」を挙げた。

ユングの死後、そのフロイトとの関係が神話化されてきたことからもわかるように、精神分析からは本質的にかけ離れた、彼独自の臨床実践のもつラディカルな側面は、『赤の書』と共に封印されていたと言えるのかもしれない。そして、発達障害の心理療法は、今述べたような心理療法というプロジェクトが最初から孕んでいた〈本質〉を彫り出す作業として、真に意義あるものと言えるのではないだろうか。

註および文献

◆第一章

1 Bettelheim, B. (1967) *The empty fortress: Infantile autism and the birth of the self.* New York: Free Press.（黒丸正四郎・岡田幸夫・花田雅憲・島田照三訳『自閉症・うつろな砦Ⅰ・Ⅱ』みすず書房、一九七三／一九七五）

2 東山紘久・伊藤良子編『遊戯療法と子どもの今』創元社、二〇〇五

3 伊藤良子・角野善宏・大山泰宏編『「発達障害」と心理臨床』創元社、二〇〇九

4 山中康裕「早期幼児自閉症の分裂病論およびその治療論への試み」（笠原嘉編）『分裂病の精神病理5』東京大学出版会、一四七～一九二頁、一九七六

5 伊藤良子「自閉症児の〈見ること〉の意味――対象イメージ獲得による象徴形成に向けて」心理臨床学研究、1、四四～五六頁、一九八四

6 Kanner, L. (1943) Autistic disturbances of affective contact. *Nervous Child*, 2, pp.217-250.（十亀史郎・斉藤聡明・岩本憲訳「1．情動的交流の自閉的障害」『幼児自閉症の研究』黎明書房、一〇～五五頁、二〇〇〇）

7 Asperger, H. (1943) Die autistischen Psychopathen in Kindesalter. *Archiv für Psychiatrie und Nervenkrankheiten*, 117, pp.76-136.（U・フリス編著、冨田真紀訳「子どもの『自閉的精神病質』」『自閉症とアスペルガー症候群』東京書籍、八三～一七八頁、一九九六）

8 アスペルガー前掲7、八七頁

9 アスペルガー前掲7、八六頁

10 S・B・コーエン、H・T・フラスバーグ、D・J・コーエン編『心の理論――自閉症の視点から（上）（下）』田原俊司監訳、八千代出版、一九九七

11 L・ウィング『自閉症スペクトル――親と専門家のためのガイドブック』久保紘章ほか監訳、東京書籍、二六頁、一九九八

12 ウィング前掲11

13 白瀧貞昭「アスペルガー症候群とLD、ADHDの関係」精神科治療学、14（1）、二三～二七頁、一九九九（『〈アスペルガー症候群〉論文集』星和書店、二三～二八頁、二〇〇七に再掲）

14 Bisagni, F. (2009) The sound-hand. *Journal of Child Psychotherapy*, 35 (3), pp.229-249.

15 たとえば、ウィング前掲11、八一頁

16 Rutter, M. (2005) Incidence of autism spectrum disorders: Changes over time and their meaning. *Acta Pediatrica*, 94(1), pp.2-15.（ラター、門眞一郎訳「自閉症スペクトラムの発生率：経年変化とその意味」〔高木隆郎ほか編〕『自閉症と発達障害研究の進歩　特集　諸領域の最新の展望 2006/Vol.10』星和書店、三〜二三頁、二〇〇六）

17 文部科学省「通常の学級に在籍する特別な教育的支援を必要とする児童生徒に関する全国実態調査」（URL:http://www.mext.go.jp/b_menu/public/2002/021004c.htm）

18 岩宮恵子『フツーの子の思春期――心理療法の現場から』岩波書店、一九一頁、二〇〇九

19 A・アルヴァレズ、S・リード編『自閉症とパーソナリティ』倉光修監訳、鵜飼奈津子・廣澤愛子・若佐美奈子訳、創元社、一四頁、二〇〇六

20 F・ハッペ『自閉症の心の世界――認知心理学からのアプローチ』石坂好樹訳、星和書店、一九九七

21 Fordham, M. (1976) *The Self and Autism*. London: Academic Press.

22 山中前掲4

23 Widmer, P. (1990) *Subversion des Begehrens: Jacques Lacan oder die zweite Revolution der Psychoanalyse*. Frankfurt a.M.: Fischer, p.29ff.

24 山中前掲4、一七五頁

25 伊藤前掲5、四六頁

26 中沢新一「今日の野生の思考 第四回 トポサイコロジー序説」群像、64（2）、二三八〜二六五頁、二〇〇九

27 大久保もえ子「言葉のない幼児とのプレイセラピー――言葉が発せられる以前の世界の土台作り」臨床心理学、6（6）、七七三〜七七八頁、二〇〇六

28 S・フロイト「快感原則の彼岸」『フロイト著作集6 自我論・不安本能論』井村恒郎・小此木啓吾ほか訳、人文書院、一五六頁、一九七〇

29 衣笠隆幸「境界性パーソナリティ障害と発達障害――重ね着症候群について」精神科治療学、19（6）、六九三〜六九九頁、二〇〇四

30 畑中千紘「発達障害への心理療法的アプローチ」こころの未来、5、二〇一〇（印刷中）

31 アスペルガー前掲7、八六頁

32　河合俊雄『心理臨床の理論』岩波書店、二二六頁以下、二〇〇〇

◆**第二章**

1　アルヴァレズ「欠陥に挑む」（A・S・アルヴァレズ、S・リード編、倉光修監訳、鵜飼奈津子・廣澤愛子・若佐美奈子訳）『自閉症とパーソナリティ』創元社、八〇頁、二〇〇六

2　伊藤良子「序章　人間はみな発達障害」（伊藤良子・角野善宏・大山泰宏編）『「発達障害」と心理臨床』創元社、二二頁、二〇〇九

3　Jung, C. G. (1928) Die Beziehungen zwischen dem Ich und dem Unbewußten. In: Jung, C. G. (1974) *GW* Bd. 7. 2. Auflage, Walter Verlag.（『自我と無意識』松代洋一・渡辺学訳、第三文明社、一九九五）

4　Jung, C. G. (1984) Mysterium Coniunctionis. In: *GW* 14/I, II. 4. Neuauflage, Walter Verlag.（『結合の神秘Ⅰ・Ⅱ』池田紘一訳、人文書院、一九九五／二〇〇〇）

5　たとえば、Giegerich, W. (2008) Killings. In: Giegerich, W. *Soul-violence*. New Orleans, Louisiana: Spring Journal Books, p.236.

6　「結合と分離の結合」については、河合俊雄『概念の心理療法――物語から弁証法へ』日本評論社、一七一頁以下、一九九八も参照。

7　ギーゲリッヒは、この区別をsemantic（意味論的）とsyntactic（統語論的）と呼んで区別している。Giegerich, W. (2007) Psychology-study of the soul's logical life. In: Ann Casement (ed.) *Who owns Jung?* London: Karnac Books, pp.247-263.

8　ヘーゲルによる弁証法は、いわゆる「正」「反」「合」というプロセスをたどるものではなくて、「弁証法的な思考とは、ただ一つの観念、概念、現象から出発して、その内的な矛盾を示すものである」Giegerich, W. (2005) "Conflict/Resolution", "Opposites/Creative Union" versus Dialectics and The Climb Up the Slippery Slope. In: Giegerich, W., Miller, D. L. & Mogenson, G. (eds.) *Dialectics and Analytical Psychology*. New Orleans, Louisiana: Spring Journal Books, pp.1-24.

9　橋本尚子「自閉性障害の三歳男児とのプレイセラピー」（東山紘久・伊藤良子編）『遊戯療法と子どもの今』創元社、二六二～二七六頁、二〇〇五

10　伊藤良子「自閉症児の〈見ること〉の意味――対象イメージ獲得による象徴形成に向けて」心理臨床学研究、1、四四～五六頁、一九八四

11　Bisagni, F. (2009) The sound-hand. *Journal of Child Psychotherapy*, 35 (3), pp. 229-249.

12　片山知子「プレイセラピーにおける混沌と言葉」箱庭療法学研究、13、三～一四頁、二〇〇〇
13　大久保もえ子「言葉のない幼児とのプレイセラピー――言葉が発せられる以前の世界の土台作り」臨床心理学、6（6）、七七三～七七八頁、二〇〇六
14　藤巻るり「混沌と言葉の発生――3歳男児のプレイセラピーから」プシケー、21、六三～七五頁、二〇〇二
15　槌谷笑子「言葉・社会性の遅れを呈して来談した3歳男児とのプレイセラピー」上智大学臨床心理研究、20、五九～六九頁、一九九六
16　註8参照
17　中沢新一「今日の野生の思考 第四回 トポサイコロジー序説」群像、64（2）、二五二頁、二〇〇九

◆第三章

1　L・ウィング『自閉症スペクトル――親と専門家のためのガイドブック』久保紘章・佐々木正美・清水康夫監訳、東京書籍、二七九頁、一九九八。なお、ウィングは「自閉症スペクトラム」の概念において「自閉症」という言葉をカナー型の自閉症に限定せず、より軽度のものを含めて包括的に用いるという視点を提示したが、本稿ではそれを本国において現在広く用いられている「発達障害」と同義として捉えて以下論じていく。
2　Kanner, L. (1943) Autistic disturbance of affective contact. *Nervous Child*, 2, pp. 217-250.
3　A・アルヴァレズ『こころの再生を求めて――ポスト・クライン派による子どもの心理療法』千原雅代・中川純子・平井正三訳、岩崎学術出版社、二〇〇二
4　竹中菜苗「自閉症児への心理療法における『〈私〉の生成』」心理臨床学研究、25（5）、五八二～五九二頁、二〇〇七
5　竹中菜苗「児童期自閉症児の心理療法における融合と分離」（伊藤良子・角野善宏・大山泰宏編）『「発達障害」と心理臨床』創元社、九三～一〇二頁、二〇〇九
6　竹中菜苗「自閉症児のプレイセラピーの可能性――ある広汎性発達障害児の事例検討から」心理臨床学研究、28（2）、一六一～一七一頁、二〇一〇
7　伊藤良子『心理治療と転移――発話者としての〈私〉の生成の場』誠信書房、二〇〇一
8　以下、本稿で取り上げる事例は筆者が前掲6においても論じた事例である。

◆**第四章**

1　フィリップ・K・ディック『アンドロイドは電気羊の夢を見るか?』浅倉久志訳、早川書房、一九六八／一九七六

2　リドリー・スコット『ブレードランナー』ワーナー・ホーム・ビデオ、一九八二／一九九一

3　田中康裕「成人の発達障害の心理療法」〔伊藤良子・角野善宏・大山泰宏編〕『「発達障害」と心理臨床』創元社、一八六頁、二〇〇九

4　ディックが描く近未来では、人間は日常的に、「情調《ムード》オルガン」を用いて自らの情動や感情を統御しており、「共感《エンパシー》ボックス」なしには、他人と気持ちを通わせることができない者さえ多くいる。しかし、たとえそのような人間であっても、彼らとアンドロイドとの一線を画するのは、「感情移入」の有無だとされているのだが……。

5　衣笠隆幸「境界性パーソナリティ障害と発達障害――重ね着症候群について」精神科治療学、19(6)、六九三～六九九頁、二〇〇四

6　衣笠隆幸「重ね着症候群と軽度発達障害」〔石川元編〕『スペクトラムとしての軽度発達障害I（現代のエスプリ474）』至文堂、六二～六九頁、二〇〇七

7　衣笠隆幸「パーソナリティ障害と発達障害――重ね着症候群の研究」〔松本雅彦・高岡健編〕『発達障害という記号』批評社、五七～七二頁、二〇〇八

8　衣笠前掲7、六〇頁

9　このことについては、以下の文献も参照のこと。Tanaka, Y. (2009) On dissociation as a psychological phenomena. *Psychologia*, 2008, 51 (4), 239-257.

10　田中前掲3、一八九頁以下

11　田中前掲3、一八七頁以下

12　衣笠前掲7、七〇頁

13　山中康裕「早期幼児自閉症の分裂病論およびその治療論への試み」〔笠原嘉編〕『分裂病の精神病理5』東京大学出版会、一四七～一九二頁、一九七六

14　田中康裕「並行面接批判――主として解離性障害と発達障害のケースをめぐって」臨床心理事例研究（京都大学大学院教育学研究科心理教育相談室紀要）、34、三〇～三二頁、二〇〇八

15 田中前掲3、一九二頁
16 田中康裕「古川論文へのコメント」東洋英和女学院大学心理相談室紀要 2008. vol.12、八四〜八六頁、二〇〇九
17 田中康裕「佐野論文へのコメント」上智大学臨床心理研究 2008. vol.31、一〇二〜一〇四頁、二〇〇九
18 Giegerich, W. (2009) "Irrelevantification" or: On the death of nature, the construction of "the archetype," and the birth of man.
この論文は、*Collected English Papers of Wolfgang Giegerich*, Vol. 4, New Orleans: Spring Journal Books. に収められる予定である。
19 衣笠前掲7、六一頁
20 このことについては、以下の文献も参照のこと。Kawai, T. (2009) Union and separation in the therapy of pervasive developmental disorders and ADHD. *Journal of Analytical Psychology*, 54, pp.659-675.
21 田中前掲3、一九四〜一九六頁
22 笠原嘉『青年期——精神病理学から』中央公論社、一六五頁以下、一九七七
23 河合俊雄『心理臨床の理論』岩波書店、一一九頁、二〇〇〇
24 田中前掲3、一九二〜一九三頁
25 田中前掲3、一九六頁
26 例えば、I・B・ワイナー『心理療法の諸原則（上）』秋谷たつ子ほか訳、星和書店、六六頁以下、一九八八
27 田中康裕『魂のロジック——ユング心理学の神経症とその概念構成をめぐって』日本評論社、二六三頁、二〇〇一
28 この「結合と分離の結合」については、田中前掲27、八二〜八四頁も参照のこと。
29 Tanaka, op. cit., p. 253.

◆第五章

1 畑中千紘「自閉的世界への他者の現れ——アスペルガー症候群の老年期男性事例より」（伊藤良子・角野善宏・大山泰宏編）『「発達障害」と心理臨床』創元社、一七四〜一八三頁、二〇〇九
2 C・G・ユング、W・パウリ『自然現象と心の構造——非因果的連関の原理』河合隼雄・村上陽一郎訳、海鳴社、三三頁、一九七六
3 Jung, C. G. (1921) Psychological types. In: *The Collected Works of C. G. Jung*, Vol.6, par. 757. Princeton: Princeton University Press.

4 谷崎潤一郎『陰翳礼讃』中公文庫、一九七五〔改版 一九九五〕
5 C・G・ユング『心理学と錬金術Ⅱ』池田紘一・鎌田道生訳、人文書院、二一頁、一九七六
6 Jung, C. G. (1921) Psychological types. In: *The Collected Works of C. G. Jung*. Vol.6, par. 757. Princeton: Princeton University Press.

◆第六章

1 河合俊雄・江口重幸・野間俊一・カールベッカー・伊藤良子「こころの未来と心理療法」〔河合俊雄編〕『こころにおける身体／身体におけるこころ』日本評論社、一三九〜一五七頁、二〇〇八
2 河合隼雄「河合隼雄ラストインタビュー」『論座』二〇〇八年一月号、二〇〇七
3 河合俊雄『心理臨床の理論』岩波書店、二〇〇〇
4 Giegerich, W. (1999) *Historisches Vorspiel: Marin Luthers "Aufrechtungen" und die Er-Findung der Neurose*. (「マルティン・ルターの『試練』と神経症の発明」『神話と意識――ユング心理学の展開 ギーゲリッヒ論集3』河合俊雄・田中康裕訳、日本評論社、一三一〜二四三頁、二〇〇一)
5 河合俊雄「心理療法とポスト・モダンの意識」〔横山博編〕『心理療法――言葉／イメージ／宗教性 心の危機と臨床の知Ⅳ』新曜社、一七五〜一九六頁、二〇〇三
6 Kawai, T. (2006) Postmodern consciousness in psychotherapy. *Journal of Analytical Psychology*, 51, pp.437-450
7 Kawai, T. (2004) Postmodern consciousness in the novels of Haruki Murakami. In: Singer, T. & Kimbles, S. L. (eds.) *The Cultural complex*. London: Routledge, pp. 90-101
8 Kernberg, O. F. (1967) Borderline personality organization. *Journal of the American Psychoanalytic Association*, 15, pp.641-685.
9 Kernberg, O. F. (1984) *Severe personality disorders*. New Haven & London: Yale University Press.(『重症パーソナリティー障害――精神療法的方略』西園昌久監訳、岩崎学術出版社、一九九六)
10 笠原嘉編『正視恐怖・体臭恐怖――主として精神分裂病との境界例について』医学書院、一九七二
11 田中康裕・穂苅千恵・福田周・小川捷之「青年期における対人不安意識の特性と構造の時代的推移」心理臨床学研究、12(2)、一二一〜一三一頁、一九九三
12 河合俊雄「現代の重症例とアニムスの概念」〔山中康裕・河合俊雄編〕『境界例・重症例の心理臨床』金子書房、二五九〜二七一頁、

一九九八

13 Putnam, F. W. (1989) *Diagnosis and treatment of multiple personality disorder.* New York: The Guilford Press.（『多重人格性障害――その診断と治療』安克昌・中井久夫訳、岩崎学術出版社、二〇〇〇）

14 一丸藤太郎「多重人格研究をめぐる最近の動向」精神分析研究、37、五二一〜六〇頁、一九九三

15 精神科治療学、10（1）、一九九五・精神科治療学、10（2）、一九九五（「特集　心的外傷再考――転換・解離・多重人格」ⅠとⅡとなっていて、安克昌・金田弘幸「多重人格性障害の診断」など九本の論文が収録されている。）

16 皆川邦直「心的外傷再考―転換・解離・多重人格」精神科治療学、10（1）、一〜二頁、一九九五

17 岩宮恵子『フツーの子の思春期――心理療法の現場から』岩波書店、三頁以下、二〇〇九

18 Freud, S. (1962) *Aus den Anfängen der Psychoanalyse.* Frankfurt a. M.: Fischer Verlag.

19 文部科学省「通常の学級に在籍する特別な教育的支援を必要とする児童生徒に関する全国実態調査」（URL:http://www.mext.go.jp/b_menu/public/2002/021004c.htm）

20 伊藤良子「序章　人間はみな発達障害」〔伊藤良子・角野善宏・大山泰宏編〕『「発達障害」と心理臨床』創元社、一六頁以下、二〇〇九

21 河合俊雄「心とモノの魂について」〔鎌田東二編〕『モノ学の冒険』創元社、八七〜九八頁、二〇〇九

22 村瀬学・田中究・松本雅彦・高岡健「発達障害概念の再検討」〔松本雅彦・高岡健編〕『発達障害という記号』批評社、二二頁、二〇〇八

23 衣笠隆幸「境界性パーソナリティ障害と発達障害――重ね着症候群について」精神科治療学、19（6）、六九三〜六九九頁、二〇〇四

24 河合前掲5、6参照

25 赤坂憲雄『異人論序説』砂子屋書房、一三九頁、一九八五

26 赤坂前掲25、一四〇頁

27 田中康裕「成人の発達障害の心理療法」〔伊藤良子・角野善宏・大山泰宏編〕『「発達障害」と心理臨床』創元社、一八四〜二〇〇頁、二〇〇九も参照。

28 河合俊雄「『遠野物語』からみた意識のあり方について」季刊東北学、23、八〇〜九二頁、二〇一〇

◆第七章

1 『ドラえもん』は短編作品のみならず、大長編やアニメ作品、映画作品、キャラクターとして幅広く展開されている。作品の形式に合わせてキャラクターや物語の性質などには微妙に違いがみられるが、本稿は、二〇一〇年八月までに刊行されている『藤子・Ｆ・不二雄 大全集 ドラえもん』1〜8巻（小学館）、てんとう虫コミックス『ドラえもん』1〜45巻（小学館）およびてんとう虫コミックス『ドラえもんプラス』1〜5巻（小学館）に収められた短編作品をベースにしたものである。コミックスへの掲載にあたり、雑誌掲載時から改編を施されている作品もあるが、本章では基本的に新しく発刊されたものを参照した。

2 藤子・Ｆ・不二雄「子ども漫画と私」本の窓、創刊零号、小学館、一九七八

3 てんとう虫コミックス 全45巻に登場する道具の数。

4 小学館ドラえもんルーム編『ド・ラ・カルト――ドラえもん通の本』小学館文庫、一九九七

5 藤子・Ｆ・不二雄 大全集1巻（以下大全集）「机からとび出したドラえもん」

6 Rowling, J. K. (1997) *Harry Potter and the Philosopher's Stone.* London: Bloomsbury.（松岡祐子訳『ハリー・ポッターと賢者の石』静山社、一九九九）

7 てんとう虫コミックス（以下ＴＣ）43巻「上げ下げくり」

8 ＴＣ18巻「お金がわいて出た話」

9 ＴＣ44巻「季節カンヅメ」

10 ＴＣ28巻「しんじゅ製造アコヤケース」

11 ＴＣ44巻「ハワイがやってくる」

12 ＴＣ10巻「のび太の恐竜」

13 大全集7巻「スピードどけい」

14 ＴＣ24巻「時間よ動け〜っ!!」

15 ＴＣ16巻「時間貯金箱」

16 ＴＣ31巻「時門で長〜い一日」

17 ＴＣ34巻「『時』はゴウゴウと流れる」

18 ＴＣ32巻「ビデオ式なんでもリモコン」

19　ＴＣ23巻「本人ビデオ」
20　大全集８巻「しずちゃんさようなら」
21　ＴＣ44巻「おれさまをグレードアップ」
22　大全集５巻「からだの部品とりかえっこ」
23　大全集７巻「ゴルゴンの首」
24　大全集４巻「Ｙロウ作戦」
25　大全集７巻「宇宙ターザン」
26　ＴＣ36巻「酒の泳ぐ川」
27　ＴＣ38巻「物体変換銃」
28　ＴＣ27巻「分身ハンマー」
29　ＴＣ17巻「かたづけラッカー」
30　ＴＣ41巻「ふんわりズッシリメーター」
31　ＴＣ43巻「へたうまスプレー」
32　大全集８巻「みせかけモテモテバッジで大さわぎ」
33　大全集４巻「そっくりクレヨン」
34　大全集６巻「本物クレヨン」
35　ＴＣ32巻「腹話ロボット」
36　大全集３巻「ケロンパス」
37　ＴＣ20巻「ココロコロン」
38　ＴＣ39巻「ざぶとんにもたましいがある」
39　大全集５巻「テスト・ロボット」
40　大全集６巻「ゆめまくらでドッキリ」
41　ドラえもんプラス２巻「ユメかんとくいす」
42　ＴＣ28巻「夢はしご」

43　大全集3巻　「ロボットがほめれば…」
44　TC43巻　「かしきり電話」
45　TC31巻　「恐竜さん、日本へどうぞ」
46　大全集2巻　「ママをとりかえっこ」
47　大全集2巻　「友情カプセル」
48　TC35巻　「しずちゃんとスイートホーム」
49　大全集5巻　「グラフはうそつかない」
50　大全集3巻　「いやな目メーター」
51　TC28巻　「ポカリ＝100円」
52　TC32巻　「のび太も天才になれる？」
53　ドラえもんプラス4巻　「ドラえもんとドラミちゃん」
54　大全集2巻　「マッド・ウオッチ」
55　TC24巻　「虹谷ユメ子さん」
56　大全集8巻　「のび太が消えちゃう？」
57　大全集1巻　「アリガターヤ」
58　大全集7巻　「ムードもりあげ楽団登場！」
59　TC36巻　「もりあがれ！　ドラマチックガス」
60　TC43巻　「男は決心！」
61　TC43巻　「強～いイシ」
62　大全集1巻　「㊙スパイ大作戦」
63　TC27巻　「○□恐怖症」
64　大全集8巻　「苦手つくり機」
65　大全集1巻　「未来の国からはるばると」
66　大全集4巻　「いたわりロボット」

67　大全集3巻　「テストにアンキパン」
68　TC42巻　「宇宙完全大百科」
69　ドラえもんプラス3巻　「お化けツヅラ」
70　TC39巻　「のび太、神さまになる」
71　大全集2巻　「スケスケ望遠鏡」
72　TC26巻　「テレビとりもち」
73　大全集6巻　「オールマイティーパス」
74　TC42巻　「やりすぎ！　のぞみ実現機」
75　大全集5巻　「デンデンハウスは気楽だな」
76　大全集5巻　「ナイヘヤドア」
77　TC14巻　「無人島へ家出」
78　TC45巻　「南海の大冒険」
79　大全集3巻　「ペロ！　生きかえって」
80　TC20巻　「天の川鉄道の夜」
81　大全集3巻　「雪でアッチッチ」
82　大全集2巻　「アベコンベ」
83　大全集2巻　「コベアベ」
84　大全集1巻　「いやなお客の帰し方」
85　TC32巻　「本はおいしくよもう」
86　大全集3巻　「くろうみそ」
87　TC24巻　「ションボリ、ドラえもん」
88　大全集2巻　「ペタリぐつとペタリ手ぶくろ」
89　大全集6巻　「夢中機を探せ」
90　大全集5巻　「パパもあまえんぼ」

91　大全集2巻「お金なんか大きらい！」
92　TC26巻「雪アダプターいろいろあるよ」
93　大全集5巻「小人ロボット」
94　大全集7巻「人間切断機」
95　大全集2巻「ねがい星」
96　大全集6巻「正義のパトカー」
97　TC37巻「ロボット背後霊」
98　大全集4巻「チューケンパー」
99　大全集6巻「めんくいカメラ」
100　TC37巻「クローンリキッドごくう」
101　大全集4巻「人間うつしはおそろしい」
102　大全集8巻「声のかたまり」
103　大全集3巻「ネズミとばくだん」
104　大全集1巻「好きでたまらニャい」
105　TC27巻「恋するドラえもん」
106　大全集5巻「オトコンナを飲めば？」
107　ドラえもんプラス5巻「『スパルタ式にが手こくふく錠』と『にが手タッチバトン』」

◆第八章

1　このことについては、別の観点から、以下の論文でも詳しく論じた。田中康裕「意味の病――心理学的差異について」精神療法、30(4)、三七七～三八六頁、二〇〇四
2　Ellenberger, H. F. (1970/1994) *The discovery of the unconscious.* London: Fontana Press.
3　中井久夫『西欧精神医学背景史』みすず書房、一九九九
4　田中康裕「神経症圏を中心に」〔桑原知子編〕『朝倉心理学講座9　臨床心理学』朝倉書店、六〇～六八頁、二〇〇七

5　Tanaka, Y. (2008) On dissociation as a psychological phenomenon. *Psychologia*, 51(4), pp.239-257.

6　Jung, C.G. (1902) On the psychology and pathology of so-called occult phenomena. *CW* 1, pp.3-88. Princeton: Princeton University Press, 1957/1970.

*CW: *The Collected Works of C. G. Jung*. Princeton: Princeton University Press, 1953-1979.

7　だからこそ、パトナム（Patnum, F. W.）は、『多重人格性障害――その診断と治療』という著書の中で、「多重人格性障害の原型は、シャーマン的人格変容と憑依状態である」（二七頁）と述べたのだろう。

Putnam, F. W. (1989) *Diagnosis and treatment of multiple personality disorder*. New York: The Guilford Press.（『多重人格性障害――その診断と治療』安克昌・中井久夫訳、岩崎学術出版社、二〇〇〇）

8　Jung, C. G. (1917/1926/1943) On the psychology of the unconscious. *CW* 7, pp.3-119. Princeton: Princeton University Press, 1953/1966.

9　Jung, C. G. (1945/1954) The philosophical tree. *CW* 13, pp.251-349. Princeton: Princeton University Press, 1968.

10　Jung, C. G. (1933/34) The meaning of psychology for modern man. *CW* 10, pp.134-156. Princeton: Princeton University Press, 1964/1970.

11　Freud, S. (1893-95) Studies on hysteria. *SE*, 2. London: Hogarth Press and the Institute of Psycho-Analysis, 1955.

*SE: *Standard Edition of the Complete Psychological Works of Sigmund Freud*. London: Hogarth Press and the Institute of Psycho-Analysis, 1953-1974.

12　Kernberg, O. F. (1967) Borderline personality organization. *Journal of the American Psychoanalytic Association*, 15, pp.641-685.

13　Kernberg, O. F. (1975) *Borderline conditions and pathological narcissism*. New York: Jason Aronson.

14　Kernberg, O. F. (1980) *Internal world and external reality*. New York: Jason Aronson.（『内的世界と外的現実――対象関係論の応用』山口泰司ほか訳、文化書房博文社、二〇〇二）

15　American Psychiatric Association. (1980) *Diagnostic and statistical manual of mental disorders, third edition*. Washington DC: American Psychiatric Association.（『ＤＳＭ－Ⅲ　精神疾患の分類と診断の手引』髙橋三郎・大野裕・染谷俊幸訳、医学書院、一九八四）

16　Foelsch, P. A. & Kernberg, O. F. (1998) Transference-focused psychotherapy for borderline personality disorders. *Psychotherapy in*

Practice, 4 (2), pp.67-90.

17 Masterson, J. F. (1981) *The narcissistic and borderline disorders: An integrated developmental approach*. New York: Brunner-Mazel.（『自己愛と境界例——発達理論に基づく統合的アプローチ』富山幸祐・尾崎新訳、星和書店、一九九〇）

18 Kohut, H. (1971) *The analysis of the self: A systematic approach to the psychoanalytic treatment of narcissistic personality disorders*. New York: International Universities Press.（『自己の分析』水野信義・笠原嘉監訳、みすず書房、一九九四）

19 Putnam, op.

20 Hacking, I. (1995) *Rewriting the soul: Multiple personality and the sciences of memory*. Princeton: Princeton University Press.（『記憶を書きかえる——多重人格と心のメカニズム』北沢格訳、早川書房、一九九八）

21 Hacking, op. cit. p.14.

22 E・クレペリン『精神医学総論 精神医学6』西丸四方・遠藤みどり訳、みすず書房、一九九四

23 K・シュナイダー『臨床精神病理学序説』西丸四方訳、みすず書房、一九七七〔新装版 二〇〇〇〕

24 K・ヤスパース『精神病理学原論』西丸四方訳、みすず書房、一九七一

25 Kanner L. (1943) Autistic disturbances of affective contact. *Nervous Child*, 2, pp.217-250.（「情動的交流の自閉的障害」『幼児自閉症の研究』十亀史郎・斉藤聡明・岩本憲訳、黎明書房、一〇～五五頁、二〇〇一）

26 ブロイラーが挙げた四つの基本症状は、①思考障害（連合弛緩）、②感情障害（感情鈍麻）、③自閉、④両価性、である。（E・ブロイラー『精神分裂病の概念——精神医学論文集』人見一彦監訳、向井泰二郎・笹野京子訳、学樹書院、一九九八）

27 Asperger, H. (1944) Die 'Autistischen Psychopathen' im Kindesalter, *Archiv für Psychiatrie und Nervenkrankheiten*, 117, pp.76-136.（H・アスペルガー「子供の『自閉的精神病質』」〔U・フリス編著、冨田真紀訳〕『自閉症とアスペルガー症候群』東京書籍、八三～一七八頁、一九九六）

28 Strauss, A. A. & Lehtinen, L. E. (1947) *Psychopathology and education of the brain-injured child*. New York: Grune & Stratton.（『脳障害児の精神病理と教育』伊藤隆二・角本順次訳、福村出版、一九七九）シュトラウスは、ハイデルベルグ大学で医学を修め、後にナチスに追われていたこともあり、ミシガン州のウェイン郡立養護学校付属研究所に招かれ渡米した精神科医である。レーチネンは、同じ養護学校の教員であった。

29 Knobloch, H. & Pasamanik, B. (1959) Sydrome of minimal cerebral damage in infancy. *Journal of the American Medical Association*,

170(12), pp.1384-1387.

30 Still, G. F.（1902）Some abnormal psychical conditions in children: The Goulstonian lectures. *Lancet*, 1902; 1, pp.1008-1012.

31 Kirk, S. A. & Kirk, W. D.（1972）*Psycholinguistic learning disabilities: Diagnosis and remediation*. Champaign University of Illinois Press.（三木安正・上野一彦・越智啓子訳『ITPAによる学習能力障害の診断と治療』日本文化科学社、一九七四）

32 Bettelheim, B.（1967）*The empty fortress: Infantile autism and the birth of the self*. New York: Free Press.（黒丸正四郎ほか訳『自閉症――うつろな砦1・2』みすず書房、一九七三／一九七五）

33 Rutter, M.（1968）Concepts of autism: A review of research. *Journal of Child Psychology and Psychiatry*, 9(1), pp.1-25.

34 佐々木正美編『自閉症のTEACCH実践』岩崎学術出版社、二〇〇二

35 内山登紀夫『本当のTEACCH――自分が自分であるために』学習研究社、二〇〇六

36 高岡健『自閉症論の原点―定型発達者との分断線を超える』雲母書房、五五頁以下、二〇〇七

37 Wing, L.（1981）*The autistic spectrum: A guide for parents and professionals*. London: Robinson Publishing, 2003.（久保紘章・佐々木正美・清水康夫監訳『自閉症スペクトル――親と専門家のためのガイドブック』東京書籍、一九九八）

38 高岡前掲36、九四頁

39 Rutter, M.（2004）Incidence of autism spectrum disorders: Changes over time and their meaning. *Acta Paediatrica*, 93, 1-13.（ラター、門眞一郎訳「自閉症スペクトラムの発生率：経年変化とその意味」〔高木隆郎ほか編〕『自閉症と発達障害研究の進歩　特集　諸領域の最新の展望 2006/Vol.10』星和書店、四頁、二〇〇六）

40 文部科学省「通常の学級に在籍する特別な教育的支援を必要とする児童生徒に関する全国実態調査」（URL: http://www.mext.go.jp/b_menu/public/2002/021004c.htm）

41 例えば、P・D・ジェイムズの『人類の子供たち』（青木久惠訳、ハヤカワ・ミステリ文庫、一九九九）を原作にして二〇〇六年に映画化された『トゥモロー・ワールド』（A・キュアロン監督、ポニー・キャニオン、二〇〇七）など。

42 WHO編『ICD－10精神および行動の障害――臨床記述と診断ガイドライン』融道男ほか監訳、医学書院、一九九三

43 榊原洋一『脳科学と発達障害――ここまでわかったそのメカニズム』中央法規出版、二〇〇七

44 木部則雄「軽度発達障害と精神分析――メルツァーの心的次元論から」〔石川元編〕『スペクトラムとしての軽度発達障害Ⅱ（現代のエスプリ476）』至文堂、一〇六～一一四頁、二〇〇七

45 「われわれが神経症を癒すのではない。神経症がわれわれを癒すのである」（*CW* 10, par. 361）。

46 このことについては、以下の論文も参照のこと。田中康裕「成人の発達障害の心理療法」（伊藤良子・角野善宏・大山泰宏編）『「発達障害」と心理臨床』創元社、一八四～二〇〇頁、二〇〇九

47 田中康裕「心理療法は終結を目指しているのか？」臨床心理事例研究（京都大学大学院教育学研究科心理教育相談室紀要）、33、二二一～二二四頁、二〇〇七

48 Frued, S. (1937) Analysis terminable and interminable. *SE*, 23, pp.216-253, 1964.

49 Storr, A. (1989) *Freud*. Oxford: Oxford University Press, 2001.

50 Shamdasani, S. (1998) *Cult fictions: C. G. Jung and the founding of analytical psychology*. London: Routledge.

51 田中康裕「並行面接批判——主として解離性障害と発達障害のケースをめぐって」臨床心理事例研究（京都大学大学院教育学研究科心理教育相談室紀要）、34、三〇～三二頁、二〇〇八

52 田中前掲46、一九三～一九八頁

53 Giegerich, W. (1998) *The soul's logical life: Toward a rigorous notion of psychology*. Frankfurt a.M.: Peter Lang, p.134f.

54 Hacking, I. (1998) *Mad travelers: Reflections on the reality of transient mental illnesses*. Charlottesville: University Press of Virginia.

55 Shamdasani, S. (2009) Liber novus: The "Red Book" of C. G. Jung. In: Jung, C.G. *The red book*, pp. 195-221, New York: Norton.（ソヌ・シャムダサーニ、田中康裕訳「新たなる書：C・G・ユングの『赤の書』」〔C・G・ユング、ソヌ・シャムダサーニ編、河合俊雄監訳〕『赤の書』創元社、一九五～二三〇頁、二〇一〇）

56 Jung, C. G. (1945) Medicine and psychotherapy. *CW* 16, pp.84-93. Princeton: Princeton University Press, 1954/1966.

ら・わ

は

ま

や

た

な

さ

索　引

あとがき

本書は、京都大学こころの未来研究センターにおける連携プロジェクト「発達障害への心理療法的アプローチ」から生まれたものである。なおこれは、京都大学グローバルＣＯＥプログラム「心が活きる教育のための国際的拠点」の支援も受けている。こころの未来研究センターとは、脳科学、認知科学から臨床心理学、さらには宗教学に至るまで、さまざまな視点からこころを総合的に研究しようという研究センターである。したがってこの本のテーマである発達障害についても、認知科学的なアプローチもなされている（「発達障害と読み書き支援」）。それに対して本書は、心理療法の立場からなされた研究の成果である。

第一章でも書いたように、発達障害については、脳科学や認知科学によって、中枢神経系の障害として捉える見方が支配的になっている。それにともなって対応の仕方も、療育や訓練が中心になって、心理療法は有効でなく、主に二次障害に関わるというのが一般的な理解になってきていた。しかしたとえば京都大学の心理教育相談室での発達障害との取り組みを見ても、実際に心理療法が成果をあげていることも多く、それが単なる二次障害への対応にとどまっているとも思えない。そこで発達障害への心理療法的アプローチのエッセンスをつかみ、またそれを一般に伝えようとして、この研究がスタートしたわけである。

心理療法において、事例研究というのは非常に重要なパラダイムである。しかし個別の事例というのは、それ独自のユニークさをもっていて、なかなか普遍化しにくい。しかも精神科医などとは違って、一回一時間の設定でクライエントに会っていく個々の心理療法家が関われる事例は限られている。そこで研究の第一歩として、発達障害についての本書を執筆したチームのメンバーをはじめとして、さまざまな心理療法家による事例を検討することから、発達障害への心理療法的アプローチのエッセンスを抽出しようとしたのが、このプロジェクトの始まりであり、本書はその最初の成果である。

それゆえに直接取り上げられてはいなくても、本書で展開されてきたことの背景には、無数の心理療法の取り組みがあり、特にＡＪＡＪ（日本ユング心理学会）のグループ・スーパーヴィジョンで検討された事例は、本書に寄与するところが大きかった。名前はいちいち挙げないが、筆者たちにそのような機会とインパクトを与えてくれた臨床心理士の人たちに深く感謝したい。それは本書に目に見えない厚みを与えてくれているはずである。

このプロジェクトは、チームでの研究であるからこそ生まれた成果であるけれども、それだけに方法論的に新たな課題にも直面することになった。読者からするとどうでもよいことかもしれないが、たとえば、誰の成果として考えるかである。チームでディスカッションをしているうちに生まれた考えなどで、誰が言い出したのか後になるとわからないことも多々あった。また、説明したいことにぴったりな事例でのエピソードがあっても、クライエントとセラピストの許可が必要なために、本書で使用するのは断念せざるをえなかったことも多い。

その中でわかってきたのは、発達障害に対して心理療法が有効でないと思われがちなのは、心理療法が「主体」というものを前提にしているのに対して、発達障害の人たちにはまさにその「主体」が欠けているからということであった。「主体のなさ」をコアな特徴とみなすと、発達障害のさまざまな局面が理解できることが多い。そして発達障害の心理療法においては、主体が立ち上がるような、従来の心理療法の枠を破るアプローチが必要となる。そのあたりをまず第一部「発達障害の心理療法」で、子どもの発達障害と大人の発達障害に分けて説明し、またそれぞれに具体的な事例を提供した。

発達障害は、ここ一〇年くらいの間に急速に増えたように、現代における社会や意識のあり方や、心理療法の変化と関係している可能性がある。第二部「発達障害と現代社会」では、そのような社会的背景や、心理療法のパラダイムについても検討を行った。第一部が実際的なことが多いのに対して、第二部はもっと心理療法の原理的なことに関わっており、さらなる検討が必要であろう。またその中で、第七章「ドラえもんからみる発達障害――主体なき世界に生まれる主体」は、これまで述べてきたことがより具体的に見えるものとして、楽しんでいただけるのではないかと思われる。

なお本書の第二、第三、第五、第六、第七章は、以下の論文をもとに、全面的に書き改められたものである。

第二章：Kawai, T. (2009) Union and separation in the therapy of pervasive developmental disorders and ADHD. *Journal of Analytical Psychology*, 54, 659-675.

第三章：竹中菜苗「自閉症児のプレイセラピーの可能性――ある広汎性発達障害児の事例検討から」心理臨床学研究第28巻第2号、一六一〜一七二頁、二〇一〇

第五章：畑中千紘「自閉的世界への他者の現れ――アスペルガー症候群の老年期男性事例より」伊藤良子・角野善宏・大山泰宏編『「発達障害」と心理臨床』、創元社、一七四〜一八三頁、二〇〇九

第六章：河合俊雄「対人恐怖から発達障害まで――主体確立の躓きの歴史」『臨床心理学』９巻５号、六八五〜六九〇頁、二〇〇九

第七章：畑中千紘「ドラえもんにみる発達障害の心理療法」『こころの科学』148号、一二四〜一三一頁、二〇〇九

このプロジェクトについても、まだ始まったばかりという印象が強い。今後も続けていきつつ、また同時

に心理療法のパラダイムそのものや、主体とは何かという問いについても検討を進めていきたいと思う。実際のところ、発達障害への心理療法的アプローチだけにとどまらず、発達障害という視点を心理療法においてもつことによって、筆者も自分の臨床が大きく変わった印象があるからである。

毎度のことながら、創元社の渡辺明美さんには、厳しいスケジュールの中、大変お世話になった。記して感謝の気持ちを表したい。

二〇一〇年　お盆

河合俊雄

編者略歴

河合俊雄（かわい・としお）

一九五七年生。京都大学大学院教育学研究科博士後期課程中退。PhD.（チューリッヒ大学）、ユング派分析家。臨床心理士。京都大学こころの未来研究センター教授を経て、現在、京都こころ研究所代表理事。専攻は臨床心理学。著書に『概念の心理療法』『心理臨床の理論』『村上春樹の「物語」』『ユング——魂の現実性』『村上春樹で出会うこころ』『ユング派心理療法』（編著）『大人の発達障害の見立てと心理療法』『発達の非定型化と心理療法』（共編著）など。

著者略歴

河合俊雄（かわい・としお）——第一章・第二章・第六章・あとがき

編者略歴参照。

田中康裕（たなか・やすひろ）——第四章・第八章

一九六三年生。上智大学大学院文学研究科博士後期課程単位取得満期退学。博士（心理学）。ユング派分析家。臨床心理士。現在、京都大学大学院教育学研究科教授。専攻は臨床心理学。著書に『魂のロジック』『心理療法の未来』『「発達障害」と心理臨床』（共著）『大人の発達障害の見立てと心理療法』『発達の非定型化と心理療法』（共編著）など。

畑中千紘（はたなか・ちひろ）——第五章・第七章

一九七九年生。京都大学大学院教育学研究科博士後期課程研究指導認定退学。博士（教育学）。臨床心理士。現在、京都大学大学院教育学研究科准教授。専攻は臨床心理学。著書に『話の聴き方からみた軽度発達障害——対話的心理療法の可能性』『大人の発達障害の見立てと心理療法』『SNSカウンセリング・ハンドブック』（共著）など。

竹中菜苗（たけなか・ななえ）——第三章

一九八〇年生。京都大学大学院教育学研究科博士後期課程研究指導認定退学。博士（教育学）。臨床心理士。現在、京都芸術大学学生支援センター准教授。専攻は臨床心理学。著書『暗闇への探究——循環する『闇』と『光』の心理臨床学的研究』、論文「自閉症児のプレイセラピーの可能性」「『見えないもの』への名づけとしての〈異人〉」など。

発達障害《はったつしょうがい》への心理《しんり》療法《りょうほう》的《てき》アプローチ

発行日——二〇一〇年一〇月二〇日　第一版第一刷発行
二〇二五年　五月二〇日　第一版第六刷発行

編者——河合俊雄

発行者——矢部敬一

発行所——株式会社　創元社
〈本　社〉〒五四一－〇〇四七
大阪市中央区淡路町四－三－六
電話　〇六－六二三一－九〇一〇（代）
〈東京支店〉〒一〇一－〇〇五一
東京都千代田区神田神保町一－二　田辺ビル
電話　〇三－六八一一－〇六六二（代）
〈ホームページ〉https://www.sogensha.co.jp/

印刷——株式会社　太洋社

落丁・乱丁のときはお取り替えいたします。
定価はカバーに表示してあります。

ISBN978-4-422-11222-0 C1311